解剖生理学実習

編著者
山田哲雄

著者
伊藤　明
大舘順子
佐藤容子
田中　明
山岸博之

第一出版

編著者紹介

編著者

山田哲雄　関東学院大学栄養学部教授

著者（五十音順）

伊藤　明　学校法人難波学園横浜栄養専門学校講師

大舘順子　東京医療保健大学非常勤講師／大妻女子大学非常勤講師

佐藤容子　関東学院大学栄養学部教授

田中　明　吉祥寺二葉栄養調理専門職学校教授／女子栄養大学名誉教授

山岸博之　関東学院大学栄養学部准教授

序 文

　解剖生理学は，生体の形態と機能を学ぶ教科である。昭和62（1987）年に栄養士法の一部が改正され，管理栄養士ならびに栄養士養成課程で解剖生理学の実験・実習が設けられた。全国の管理栄養士ならびに栄養士養成施設で実験・実習の授業が行われているが，その時間数や内容は一様ではない。本書は，以下の点に留意して作成された。

　形態に関する実験・実習は，ラット（マウス）の飼育管理と解剖（1章），身体計測（2章），標本を用いるマクロおよびミクロ解剖学の実習（3章）から構成されている。1章は，実験・実習で用いられることが多いラット（マウス）を対象とし，動物愛護の観点に留意して記述されている。2章は，基本的には解剖学的な視点から記述されているが，臨床栄養学実習で扱う内容も視野に入れた構成になっている。3章は，人体模型を用いる実習ではマクロ解剖学の視点，組織標本を用いる実習ではミクロ解剖学の視点から記述されている。

　機能に関する実験・実習は，必要性があって比較的多くの養成施設で実施が可能な項目を取り上げ，バイタルサイン（5章），スパイログラム（6章），心電図（7章），感覚機能（8章），エネルギー代謝（9章），腎機能（10章），消化機能（11章），ストレス・疲労と休養（12章）から構成されている。4章に「運動負荷法」が配置され，バイタルサインとエネルギー代謝の実験・実習で取り上げられることが多い運動負荷実験の方法が記述されている。

　全国の管理栄養士ならびに栄養士養成施設では，各々の施設・設備に応じて実験・実習のカリキュラムが組まれている。1回の授業時間は135分から長い場合には270分の間に，授業回数は授業時間に応じて7～8回もしくは14～15回の間にある。

　本書は，各章の中で実習の意義→実習項目（基礎知識→器械・器具等→方法と手順→結果の整理）から構成されているが，その内容については各々の養成施設で取捨選択できるものと思われる。

　本書の作成にあたっては，実際の実験・実習現場における留意点等が反映されるよう，できる限り努めたが，不十分な点も多々あるものと考えており，ご批判，ご助言を切にお願い申し上げる次第である。

平成26年11月

著者一同

人体・臓器模型

筋肉

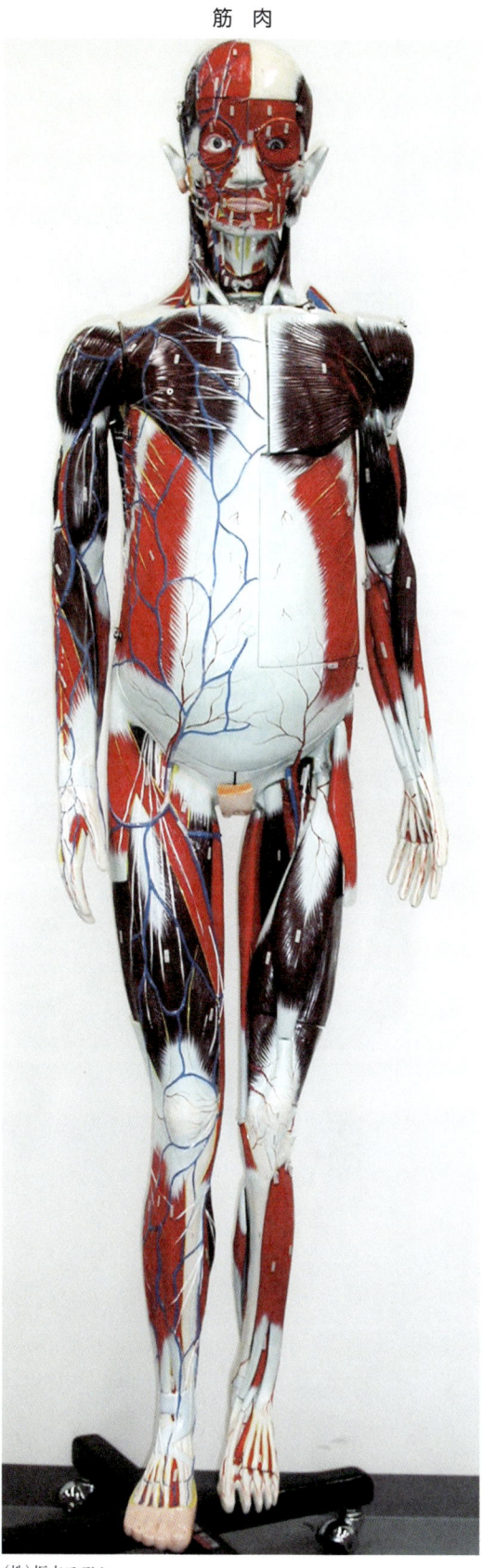

(株)坂本モデル

消化器系

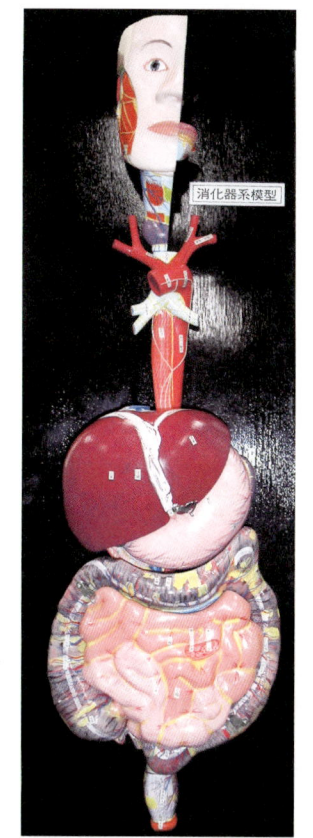

(株)坂本モデル

心臓

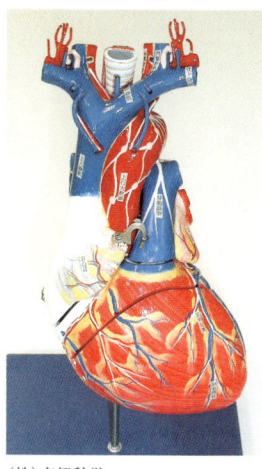

(株)京都科学

三臓模型

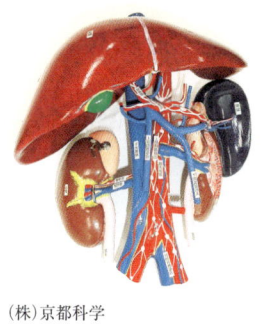

(株)京都科学

頭部断面

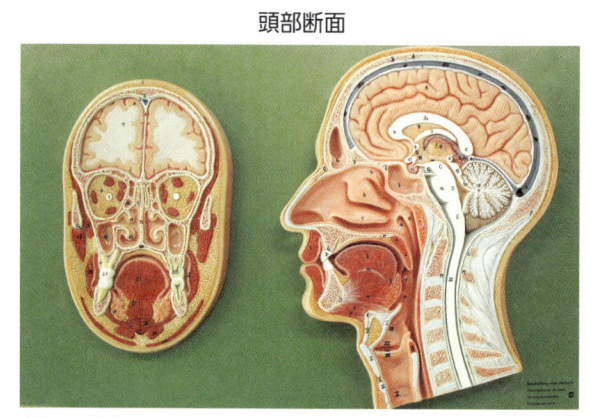

(株)京都科学

腎臓

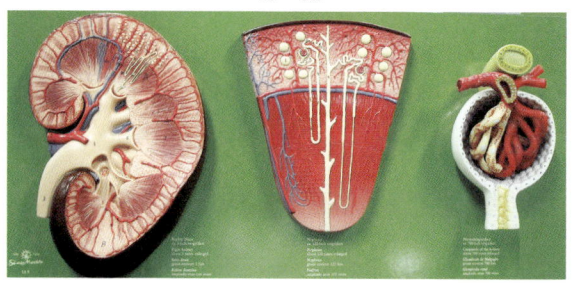

(株)京都科学

口絵1

組織標本

顎下腺

十二指腸

骨格筋

硬骨

肝臓

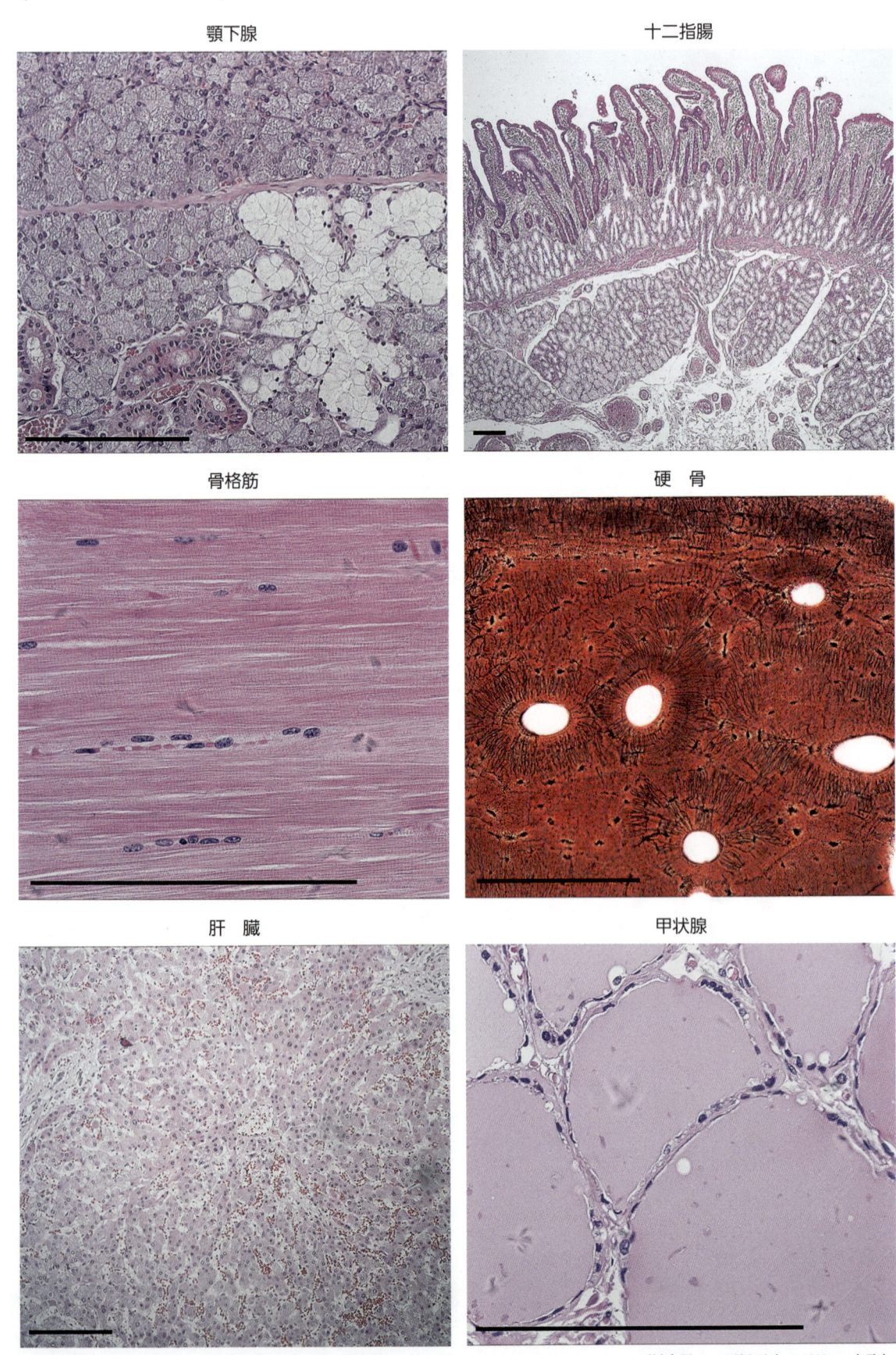

甲状腺

注）各図バーの長さはすべて200μmを示す。
組織標本は全て（株）京都科学

CONTENTS

序文
口絵1　　人体・臓器模型
口絵2　　組織標本

1章　ラット（マウス）の飼育と解剖　　（山岸博之）　1
- ① 実習の意義　…　1
- ② 飼育管理　…　3
- ③ 麻酔と採血　…　6
- ④ 安楽死処置と解剖　…　10
- ⑤ 血液生化学分析　…　15

2章　身体計測　　（佐藤容子）　18
- ① 実習の意義　…　18
- ② 身長，体重，体組成，マルチン式生体計測器による2点間距離と周囲長の計測　…　18

3章　標本を用いるマクロおよびミクロ解剖学の実習　　（佐藤容子）　34
- ① 実習の意義　…　34
- ② 人体・臓器模型と組織標本の観察　…　34

4章　運動負荷法　　（山田哲雄）　46
- ① 実習の意義　…　46
- ② 各種の運動負荷方法　…　46

5章　バイタルサイン　　（大舘順子）　52
- ① 実習の意義　…　52
  - 1-1　血圧　52　　1-2　脈拍数　53　　1-3　体温　53
- ② 安静時のバイタルサイン　…　54
  - 2-1　血圧　54　　2-2　脈拍数　56　　2-3　体温　57
- ③ バイタルサインの変動　…　58
  - 3-1　姿勢変化の影響　58　　3-2　運動の影響　58
  - 3-3　低温環境の影響　59

6章　スパイログラム　　（大舘順子）　62
- ① 実習の意義　…　62
- ② スパイロメトリー（spirometry，肺活量測定）　…　63

7章　心電図　　（田中　明）　66
- ① 実習の意義　…　66
- ② 心電図検査　…　67

8章 感覚機能 (大舘順子) 78

- ① 実習の意義 ………………………………………………………… 78
- ② 味覚 ………………………………………………………………… 79
  - 2-1 味覚部位 79　　2-2 味覚閾値 80
- ③ 皮膚感覚 …………………………………………………………… 81
- ④ 深部感覚 …………………………………………………………… 82

9章 エネルギー代謝 (山田哲雄) 84

- ① 実習の意義 ………………………………………………………… 84
- ② ダグラスバッグ法による安静時・作業時のエネルギー代謝 …… 84

10章 腎機能 (伊藤 明) 96

- ① 実習の意義 ………………………………………………………… 96
- ② 尿の採取，尿量と一般性状，定性試験 ………………………… 97
  - 2-1 尿の採取，尿量と一般性状 97　　2-2 定性試験 103
- ③ 糸球体濾過と尿細管再吸収機能 ………………………………… 105

11章 消化機能 (伊藤 明) 112

- ① 実習の意義 ………………………………………………………… 112
- ② 人工消化実験 ……………………………………………………… 112
  - 2-1 唾液 112　　2-2 胃液 115　　2-3 膵液 118

12章 ストレス・疲労と休養 (山田哲雄) 120

- ① 実習の意義 ………………………………………………………… 120
- ② ストレス・疲労と休養状況の把握 ……………………………… 120

索引 …………………………………………………………………………… 125

Column

- 動物実験の適正な実施に向けたガイドライン（日本学術会議）の構成 …… 2
- 体組成測定器(体成分分析装置)における体組成の推定 …… 21
- 下肢長の測り方 …… 26
- 肥満・やせの判定法 …… 30
- 標準体重(理想体重) …… 31
- マスターの2階段負荷試験 …… 48
- 心電図測定の注意点 …… 72
- 心房細動の抗凝固療法 …… 75
- 急性心筋梗塞発症時の血液検査 …… 76
- O_2換算%の求め方 …… 92
- 円柱 …… 99
- ユリンメート®P(24時間尿比例採集器) …… 101
- イヌリン・クリアランス(Cin) …… 106
- ヨウ素デンプン反応 …… 114
- たんぱく質分解酵素(プロテアーゼ)の種類 …… 117
- 疲労の分類 …… 121
- 消極的休養と積極的休養 …… 123

1章 ラット（マウス）の飼育と解剖

1 実習の意義

(1) 動物実験の適正な実施[1]

　栄養学の基礎として人体の構造を理解し，立体的な人間の構造をイメージするため，人体の形態・構造に近い哺乳類の実験動物を用いて理解を深める。実験に際しては，人道的な動物実験の基本理念としての「3R」(replacement；代替法の活用，reduction；使用動物数の削減，refinement；苦痛軽減を中心とする動物実験の洗練）ならびに，動物福祉の基本概念としての「5 freedoms」が提唱されている。

　5 freedoms（5つの自由）とは，1965年，英国議会に提出された報告書で初めて使われた言葉であり，その内容は英国畜産動物ウェルフェア専門委員会に引き継がれている。現在では，動物種や利用目的を問わず，動物福祉の国際的共通認識になっており，世界獣医学協会においても，その基本方針の中で以下のように謳っている。

①空腹および渇きからの自由（健康と活力を維持させるための新鮮な水および餌の提供）
②不快からの自由（庇陰場所や快適な休息場所などの提供も含む適切な飼育環境の提供）
③苦痛，損傷，疾病からの自由（予防および的確な診断と迅速な処置）
④正常行動発現の自由（十分な空間，適切な刺激，そして仲間との同居）
⑤恐怖および苦痛からの自由（心理的苦痛を避ける状況および取扱いの確保）

　わが国においては，「動物の愛護及び管理に関する法律（動物愛護管理法）」，それに基づく「実験動物の飼養及び保管並びに苦痛の軽減に関する基準」，文部科学省，厚生労働省，農林水産省の3省がそれぞれ策定した「動物実験等の実施に関する基本指針」および日本学術会議が取りまとめた「動物実験の適正な実施に向けたガイドライン」(p.2, Column参照）がある。これらの考え方を踏まえて，実験の目的に則した条件を設定し，適正に実施する必要がある。

(2) 実験動物の選択

　動物実験を計画する際には，実験目的に合った動物および系統を選択する。実験用小動物としてはラット（白ネズミ），マウス（ハツカネズミ），モルモットなどがある。

　マウスやラットなどでは，遺伝子組換技術の応用などにより，多くの**疾患モデル動物**がつくられており，栄養学をはじめ，医学，薬学，その他の研究分野で用いられている。体の大きいラットは解剖しやすく，主に大量の材料を必要とする実験や病態・病理学的研究に利用される。一方マウスは，遺伝学，免疫学，発生工学の分野で多用されている。両者の身体上の相違点を表1-1に示した。

疾患モデル動物
病態解明と診断・治療への応用が期待される。
疾患モデル動物自体の遺伝的あるいは栄養生理的特性を知ることは，人間の疾患の背景にある基礎的な代謝のメカニズム解明に寄与することが期待されている。

表1-1 マウスとラットの身体上の相違点

	マウス	ラット
最大体重	40g以上はまれ	700g超もある
尾を除く体長(頭胴長)	7cm未満	20cm以上
胆嚢	あり	なし

(3) 飼育管理

　動物実験における動物の反応は，実験処置のみならず動物の置かれた環境および飼料等の影響の総和として現れる。したがって，正しい飼育管理は再現性のある正しい実験成績(refinement)を得るための必須の条件であり，動物の健康状態を知ることが最も基本的で重要なポイントの1つに挙げられる。

　飼料の摂取状況や体重の推移により，ある程度の健康状態を把握することは可能であるが，目視により確認できる情報は限られたものである。そのため，採血や解剖を行うことで，より重要な情報を得ることができる。

(4) 血液生化学検査による観察

　血液生化学検査から得られる情報には，ある種のホルモンのように**サーカディアン・リズム**に従い24時間周期で変動する項目もあるが，一方でインスリンや血糖値のように摂食状況をはじめとする諸条件により変動しやすい項目もある。

　つまり，生体に対する負荷(飼料組成や給餌条件，あるいは薬剤等の投与など)による血液成分への影響は，比較的早い段階で現れやすい項目と現れにくい項目があり，**事前学習**により整理しておく必要がある。

　採血の方法は，部分採血法と全採血法に大別される。部分採血法は採血が少量のため，繰り返しの採血が可能であり，OGTTのように負荷に対する生理的・生化学的応答の経時変化の観察も可能である。部分採血の際には，無麻酔や軽度の麻酔での施術が可能である。一方，全採血は殺処分時に多量の血液を得るための方法であり，心臓あるいは大血管からの採血が通常で，開胸・開腹が必要となる。そのため，麻酔下での施術により，動物を苦痛や恐怖から解放(5 freedomsを参照)することに加え，実験者の安全を確保する必要がある。

血液生化学検査
目的にもよるが，一定時間の絶食条件下で採血するのが一般的である。採血後の血漿や血清への分離は，採血時における抗凝固剤の添加/不添加の状態で分別する。

サーカディアン・リズム
概日リズム。24時間強を周期とする生理的変化。ほとんどの生き物に存在する。

事前学習
実験目的を検証するためにも，事前学習によって変化の出現が予測される器官や症状を把握しておくことは，正確なデータを得るために必要であり，また，それにより初めて意味のある考察が可能となる。

OGTT
oral glucose tolerance test．経口ブドウ糖負荷試験。口からブドウ糖を摂取して，血糖値の変化を見る検査。

Column 動物実験の適正な実施に向けたガイドライン(日本学術会議)の構成

趣旨と目的
第1　定義
第2　機関等の長の責務
第3　動物実験委員会
第4　動物実験計画の立案および実験操作
　1．動物実験計画の立案
　2．実験操作
第5　供試動物の選択ならびに授受
第6　実験動物の飼養および保管
第7　実験動物の健康管理
第8　施設等
第9　安全管理
第10　教育訓練等の実施
第11　その他
附則
参考文献

(5) 解剖による観察

　飼育期間に生体に対する負荷が繰り返されることで，関連する器官系のアップレギュレーション（up regulation；上向き調節，増加調節）あるいはダウンレギュレーション（down regulation；下向き調節，低下調節）を観察できる。こうした機能の変化は，色調，形態あるいは重量の変化として解剖時に初めて観察でき，血液検査や外観の観察では決して得ることのできない情報である。３Rのうち，reductionを推進するためにも，１つの命からなるべく多くの情報を得ることが重要である。

② 飼育管理

● 1　基礎知識

　飼育管理とは，「動物が健康に生存し得る一定の範囲内の環境に維持するための飼育作業」であり，「3 方法と手順」の❶〜❸に分類される。日常の飼育管理作業中に行う観察項目とポイントを表1-2に示した。

● 2　器械・器具等

　❶空調
　❷飼育ケージ
　❸給水ビン
　❹給餌器
　❺飼料
　❻新聞紙（床敷）
　❼動物用体重計
　❽動物飼育室用着衣，帽子，マスク，履き物など

● 3　方法と手順

❶栄養因子に関連した飼料の選定，給餌，給水作業

　飼料の形状には固形（ペレット），粉末状，液状などがあり，それぞれに適した給餌器を使用する。飼料は粗飼料と**精製飼料**とに大別できる。粗飼料は，未精製の動物・植物原料（魚粉，小麦粉など）にビタミンやミネラルを添加したもので，予備飼育時や繁殖のために用いられる。固形または粉末粗飼料として市販されている。精製飼料は，カゼイン，デンプンなど精製された栄養素材を使用し，それらを一定の割合で正確に調製した飼料で，実験目的に応じて配合割合などを調製できるため，一般に広く用いられている。

　給餌方法は，実験目的に応じて種々の工夫がされている。自由給餌法（*ad libitum*（*ad lib*）feeding）は最も基本的な方法で，常に飼料が不足しないように給餌する方法である。自由給餌法に対して制限給餌法があり，同一飼料であっても，給餌量や給

精製飼料
最も標準的な飼料の1つに，米国国立栄養研究所から1993年に発表されたマウス・ラット用の標準精製飼料（AIN-93）がある。また，各飼料会社からも独自の組成で販売されており，標準飼料以外に高脂肪食や高ショ糖食など生活習慣病を誘発しやすいと考えられる飼料も市販されている。

表1-2 飼育管理における観察項目とポイント

項　目	ポイント
行動	活動性，横臥，旋回，痙攣
全身	やせる，太る，外傷
被毛	毛並み，光沢，よごれ，脱毛
餌，水	減少量
排泄物	形，色，臭い，硬度，量の変化

餌時間の影響で代謝は大きく変動するため，給餌法の選択は重要である。等量給餌法（paired-feeding）は，各群の動物を体重の大きい順にペアをつくり，最も摂食量の少ない群の自由摂取量と等量の飼料をペアの動物に給餌する方法である。時間制限給餌法（meal-feeding）は，1日の間に限られた回数と時間だけ給餌する方法である。

飲料水は蒸留水，イオン交換水，水道水などから実験目的に合わせて選択する。給水の際には，給水ビンを一度逆さにし，指先で吸い口部を2〜3回軽く触れ，水滴が垂れることを確認してから飼育ケージに取り付ける。

❷狭義の環境因子に関連した温度・湿度，照明の調整，ケージ，床敷の交換作業，換気

動物飼育室の環境は，直射日光を避けて12時間の明暗周期を保ち，温度20〜25℃，湿度40〜60％の静かな場所で飼育すれば，実験結果にほとんど影響はない。この範囲外で飼育を続けると，摂食量・飲水量に影響が現れる。

通常の飼育には，ステンレス金網製ケージやプラスチック製ケージ（図1-1-A）などが用いられる。栄養素をはじめとする特定の食品成分の利用性を検討するために，摂取量と排泄量を調べる出納実験の際には代謝ケージ（図1-1-B）を用いる。また，運動生理学などのように身体活動の影響を検討する際には，**トレッドミル**や**回転ケージ**などが用いられる。

トレッドミルと回転ケージ
トレッドミルは運動強度や運動量を一定に制御するために用いられ，回転ケージは自由運動・自発運動の影響を観察する際に用いられる。

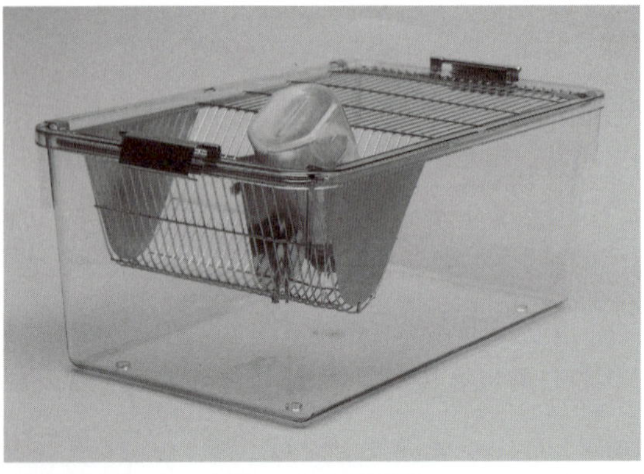

A　PC（ポリカーボネイト樹脂）製ラットケージ
（(株)夏目製作所）

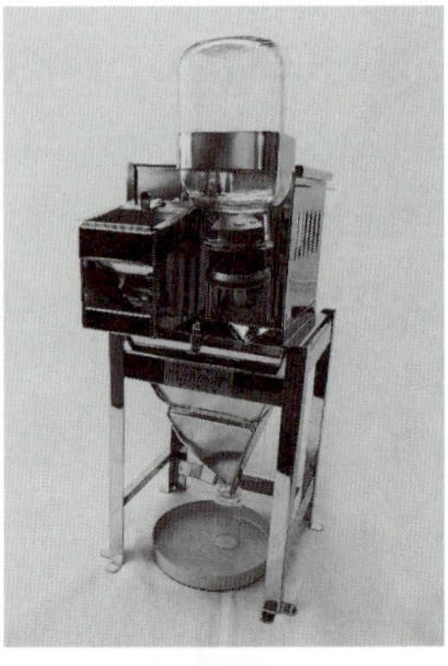

B　マウス代謝ケージ
（(株)シナノ製作所）

図1-1 実験動物用ケージ

一般的なケージには，新聞紙または床敷を敷き，毎日交換する。取り出した床敷や糞はすぐに処分する。アンモニア臭が室内に充満しないように換気を十分にし，常に清潔に保つ。

❸動物飼育室内での衛生管理
　ラットやマウスの微生物学的清浄度は４つに分類できる（表1-3）。通常の動物実験では，病気ではなく健常で「実験成績への感染の影響はない」清浄度のSPF（特定の微生物・寄生虫を有しない）動物を使用する。

　また，動物飼育室には汚染したものを外部より持ち込まないこと，内部より持ち出さないことが原則であり，動物飼育室への出入りの際には動物飼育室前室で手指の洗浄・消毒を行い，動物飼育室専用の服装に整えてから入室する。

❹動物の取り扱い
　ラットやマウスを用いる実験で最初に必要とする手技は，その動物に愛情をもち，どのような心理状態にあるかを十分に考えて「手でつかむ」ことであり，つかむ部分は苦痛の少ないところ（耳，ひげ，手，足は好ましくない）にするなどの配慮が要求される。動物をつかむときは，軍手等をはめ，勇気をもって背部から腹部にかけ，素早くつかむとよい。

　幼若期のマウス（３～４週齢）はよく跳びはねるので，つかむ際は両手で包み込むように静かに素早く実行する。体の大きくなった成獣マウス（５週齢以降）では，幼若期と同じように両手ですくい取るか，１分間以内であれば尾をつかんでもよい。

　ラットの場合は，頸背部をつかんだり（幼若期のみ）（図1-2-A），動物の背部より胸部を包むようにして持ち上げる（図1-2-B）。このとき，反対の手は動物の後肢を支えるとよい（図1-2-C）。尾をつかみ上げると，表皮がすっぽり抜けるなどの事故が発生しやすい。

4　結果の整理
　日々の飼料摂取量や体重を集計し，栄養状態（条件）と体重の変化などを考察する。

表1-3　動物の清浄度

群	定　義	微生物の状態
無菌動物 (germfree animals)	封鎖方式・無菌処理を用いて得られた，検出しうるすべての微生物・寄生虫が存在しない動物	検出可能な微生物はいない
ノトバイオート (gnotobiotes)	存在する微生物叢（動物・植物）の全てが明確に知られている特殊に飼育された動物	存在する微生物が明らか
SPF動物 (specific pathogen free animals)	隔離方式：特に指定された微生物・寄生虫が存在しない動物。指定以外の微生物・寄生虫はいないとは限らない	存在する微生物が明らか
コンベンショナル動物 (conventional animals)	存在する微生物・寄生虫の全てが明確でない動物	存在する微生物は不明

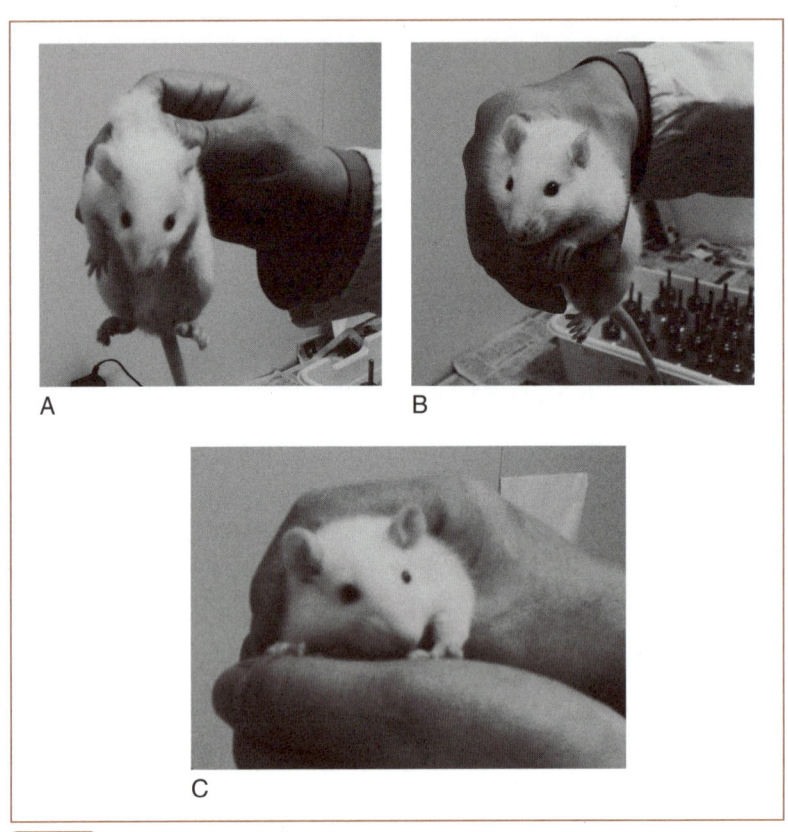

図1-2 ラットのつかみ方

3 麻酔と採血

1 基礎知識

❶麻酔の目的と注意点

　麻酔は苦痛の軽減という動物福祉の観点のみならず，咬傷を防止する安全面や，動物を不動化して確実に施術する科学的観点からも必要な処置である．ラットやマウスに対する麻酔は全身麻酔であり，吸入麻酔と注射麻酔に分類される（表1-4）．

　吸入麻酔は麻酔深度の調節が容易である．中でも，ジエチルエーテルを用いたエーテル麻酔は，覚醒が早く安全性も高いため，広く用いられてきた．しかし，引火性が高く，気道刺激とそれに伴う気道分泌物の過剰および咽頭痙攣などの副作用があるため，現在では麻酔薬としては市販されていない．麻酔に医薬品以外を使用することは，倫理的に許されない．

　注射麻酔はバルビツール系麻酔薬が外科麻酔薬として広く用いられてきたが，鎮痛作用や筋弛緩作用がほとんどないため，外科手術の際に麻酔薬としての単独使用は不適切とされている．一方で，安楽死薬として致死量の使用は推奨されている．

❷採血法の選択

　循環血液量の約10％の部分採血でも，回復には約2週間が必要である．部分採

表1-4 全身麻酔の種類と麻酔薬

麻酔の種類	麻酔薬
吸入麻酔	揮発性麻酔薬(イソフルランなど)
注射麻酔	バルビツール酸誘導体(ペントバルビタールなど。ただし安楽死に限る)

血は繰り返し可能だが,動物に可能な限り苦痛を与えず,負担が軽減するよう必要最少量・回数で行う。麻酔は必ずしも必要ないが,尾静脈や足静脈からの採血では,固定器などで保定する。全採血法(断頭器などを用いた頸部切断による採血,あるいは心臓や大血管より採血)では,比較的失敗が少なく,かつ多量に採血できる。

2 器械・器具等

❶注射針(22〜25G)
❷注射筒
❸ヘマトクリット管
❹採血管(分離剤または抗凝固剤入り)
❺ロート
❻マイクロピペットおよびチップ
❼マイクロチューブ
❽消毒用エタノール
❾遠心分離器
❿麻酔ビン(デシケーター)
⓫脱脂綿
⓬実験用紙タオル
⓭イソフルラン,セボフルラン
⓮ガーゼ
⓯ハサミ
⓰メス(カミソリ)
⓱ピンセット
⓲瞬間接着剤
⓳固定器
⓴断頭機

> **マイクロピペット**
> 1μL〜1mLの容量を計測できるピペット(体積計)。

3 方法と手順

❶吸入麻酔による採血

吸入麻酔には,イソフルランやセボフルランの麻酔薬が推奨されている。吸入麻酔は,気化麻酔器の使用が前提だが,便宜上麻酔ビンなどを用いる際には1mL程度染み込ませた実験用紙タオルや脱脂綿を用いる。動物の様子をよく観察し,麻酔が効いたらすぐに取り出し,過麻酔によって死亡しないように注意が必要である。

麻酔深度を示す状態を表1-5に示す。**着色**や**イヤーパンチ**,尾静脈からの採血のような簡単な処置には,無麻酔または1分程度の麻酔時間が得られる①のステージで動物を取り出す。簡易手術では,10分程度の麻酔時間が得られる③に移行したばかりのステージで取り出す。さらに,細かい麻酔深度を得るために,吸入麻酔薬を染み込ませた脱脂綿を入れた遠沈管などを別途準備して微調整する。大血管(p.9,❸-(3))や心穿刺などによる全採血は,バルビツール系麻酔薬も使用可能であり,④に移行したばかりのステージが最適である。全採血時の麻酔が深過ぎると,

> **着色とイヤーパンチ**
> 集団飼育時における代表的な個体識別法。ピクリン酸で「頭」,「首」,「背中」,「尻」などを着色することで個体を識別する。イヤーパンチは,耳に穴を開ける場所と数を変化させることで個体を識別する。

表1-5 麻酔深度を示す状態
吸入麻酔導入中の行動変化
①筋弛緩による不動化
②呼吸回数の多い浅い呼吸
③呼吸回数の少ない深い呼吸
④呼吸停止
⑤心停止

採血中に死に至ることがあり，十分量の採血ができなくなるので，麻酔深度の調節には注意が必要である。

❷ **尾静脈からの部分採血（図1-3）**
　①ラットを固定器で固定する。
　②消毒用エタノールを染み込ませた脱脂綿で尾根部から先端に向かってよく擦る。
　③脱脂綿でアルコールをふき取り，乾燥させる。
　④尾の先端から1/3〜1/4の部分をメスで切開，または注射針（25G）を尾の左右に走る静脈に穿刺する（動脈は上下に走る）。
　⑤傷口から隆起した血液をヘマトクリット管やマイクロピペットで採取する。
　⑥ガーゼ等で圧迫止血，または瞬間接着剤を傷口に塗布して止血する。

❸ **全採血（断頭，心臓，後大静脈）（図1-4）**
　（1）**断頭**
　　①断頭機をシンク内に設置する。また，ロートをセットした採血管も準備しておく。
　　②ラットの胸部と共に前肢を切断しないように，強めにつかむ。
　　③下刃の位置に頸部をあて，一気に上刃を下ろす。
　　④切断面（頸部）をロート内に運び，心臓をマッサージすると十分量の血液を採取できる。

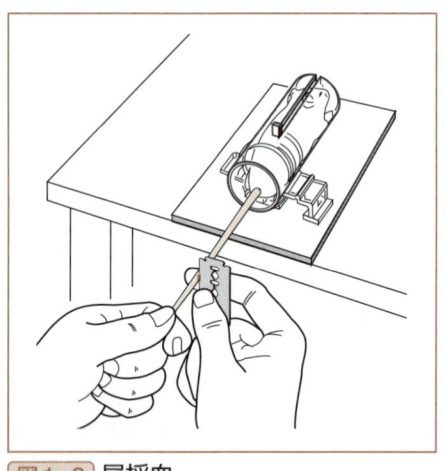

図1-3 尾採血

図1-4 採血場所

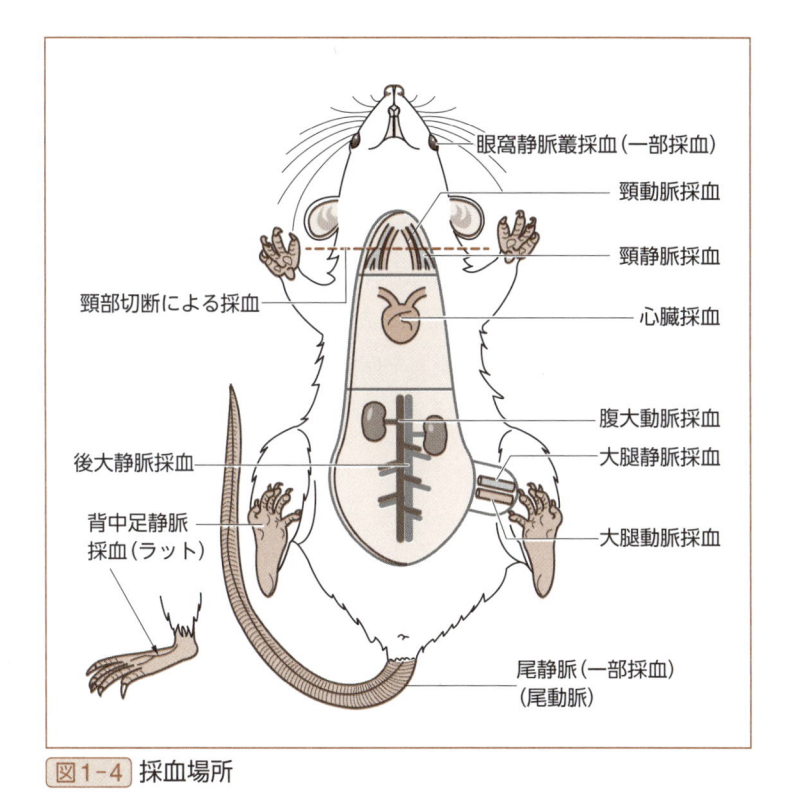

(2) 心臓

①吸入麻酔を行う。

②ラットの手足を固定器で固定する。

③開胸する場合としない場合があるが，いずれも22～23Gの注射針を用いる。

④開胸しない場合には，鼓動で心臓の位置を確認し，肋骨から胸部中央へ向けて穿刺する。

⑤注射筒に少量の血液が入ってきたら，内筒を徐々に引き採血する。

⑥血液の流入が少ない場合には，針の位置を前後にずらして調整する。

(3) 後大静脈

①後大静脈や腹大動脈からの採血には，注射針(23～24G(マウス)，22G(ラット))と注射筒を準備する。

②吸入麻酔を行う。

③ハサミとピンセットを用いて開腹後，腸管を右側に移して，左右腎臓間に位置する大血管(後大静脈および腹大動脈)の位置を確認する。

④大血管周囲の脂肪組織を脱脂綿等で注意深く排除する。

⑤露出した暗赤色の後大静脈に穿刺し，採血する。

白桃色の腹大動脈(後大静脈の左下方に位置する)からの採血も可能だが，動脈は脈圧が強く，動脈の再穿刺は困難である。また，血液の噴出を防ぐために，注射針の切り口を下に向けて血管に刺入するなどの注意を要する。

❹血漿・血清の分離法

血漿または**血清**は，分離剤等が入った採血管を使うと容易に遠心分離（3,000 rpmで30分程度）できる。

血漿を分離する際には，実験目的に適した抗凝固剤（ヘパリン，EDTA，クエン酸など）が入った採血管に採血後，栓をしてゆっくり転倒混和した後に遠心分離で細胞成分（赤血球，白血球，血小板など）を沈殿させる。

血清を分離する際には，採血後に室温または37℃で30分〜2時間程度保温して凝固させるか，4℃で一晩静置する。凝固を確認後に遠心分離した上清が血清となる。得られた血清や血漿はマイクロチューブ等に適宜分注し，分析時まで凍結保存しておく。

4 結果の整理

血漿成分と抗凝固剤の種類について整理する。また，遠心分離した際に血球成分の分布について確認する。

4 安楽死処置と解剖

1 基礎知識

動物実験終了時には，5 freedomsの理念に基づいて動物の苦痛を避け，なおかつ短時間での絶命を心掛ける必要がある（**安楽死処置**）。安楽死処置には，化学的方法と物理的方法とがあり，実験目的を考慮して選択する。

頸椎脱臼や断頭は物理的方法に分類される。一見，残酷な方法に思えるが，瞬間的な処置であり，苦痛を与えない方法でもある。一方，麻酔薬などを使う場合には，深麻酔状態であっても死に至らない場合もあり，全採血などにより確実に速やかに絶命させる必要がある。

安楽死処置，解剖と作業を進めるにあたり，事前にヒトと動物の解剖図をよく比較観察し，相違点を十分に確認しておく。胸腔内では循環器系の心臓と肺，血管および胸腺について観察する。老齢動物の胸腺は，退縮して痕跡程度であるため，摘出の際には注意を要する。腹腔内では消化器系の器官の全体像を観察しながら，肝臓を中心に肝静脈や腸間膜組織の中に血管やリンパ管などが走っていることを確認する。肝臓を裏返して門脈を確認し，その機能について考察する。ヒトとは異なり，ラットには胆嚢がないことを確認しておく。ラットの膵臓は腸間膜中に散在しており，腸管や脂肪組織から完全に分離しようとすると，かなりの労力を要するが，膵臓は十二指腸と脾臓に付着しているので，これを目印に色調で区別して摘出できる。

2 器械・器具等

❶解剖ハサミ
❷ピンセット

血漿と血清
血液は液状であるが，血球成分と血漿成分からなる結合組織に分類される。血液を試験管に入れて放置しておくと，血餅を生じる。血餅は赤血球，白血球，血小板およびフィブリンからなる。この状態で遠心分離した上澄みが，血清である。抗凝固剤入りの採血管で採血し，遠心分離をした上澄みを血漿という。血清の場合，分析する成分によっては氷冷するなどの工夫が必要である。

EDTA
エチレンジアミン四酢酸。通常は二ナトリウム塩の状態で，カルシウムや鉄などの金属イオンと複数の手で結び付く（キレート結合する）。

安楽死処置
動物実験終了時には安楽死にて，と殺処分する。安楽死処置は，一般的には，化学的方法（過剰量のバルビツール系麻酔薬，非爆発性吸入麻酔薬の投与，炭酸ガス）あるいは物理的方法（頸椎脱臼，断頭，麻酔下での放血）で行われる。

❸眼科用ハサミ
❹眼科用ピンセット
❺脱脂綿,ガーゼ
❻臓器トレー(プラスチックトレー)
❼洗浄用プラスチック容器
❽濾紙
❾電子天秤
❿実験用紙ワイパー

3 方法と手順

　安楽死処置の方法により,開腹・開胸と採血の順序が異なる。断頭など頸部から全採血する場合は採血が先になる。一方,後大静脈や腹大動脈あるいは心臓から採血する場合,当然ながら,麻酔下で開腹・開胸した後の採血となる。いずれの場合も,採血後に臓器の摘出を行う。

　以下,具体的な指示がなくとも開腹・開胸を含め,切開・切断の際には,ハサミとピンセットを用いる。特に,「つまむ」作業はピンセットを用いると,指を切るなどの事故を防げる。また,出血の際は脱脂綿等でふきとるとよい。

❶全採血

　イソフルラン等による麻酔下にて全採血(p.8)し,分析に供する(採血しない場合または採血不良の場合は,胸腔内または腹腔内にて血管を切開して放血する)。採血不良によりうっ血すると,器官重量および病理組織学的検査の評価に影響を与える場合がある。放血が十分でない臓器でも,**生理食塩水**中での振り洗いで,ある程度は血液を除去できる。

❷開腹および開胸

　ピンセットで生殖器の上部正中線をつまみ上げ,皮膚に対して直角に解剖ハサミを浅く入れ,左右に切開した後に,腹部,胸部および頸部の皮膚を正中線に沿って切開し,ピンセットで皮膚を筋肉から剝離する(図1-5)。

　次に同様の手順で,筋肉を剣状突起まで開腹し,左右に広げる。腹腔内臓器の外観,腹水の有無・性状を観察する。次いで,剣状突起をピンセットでつまんで,持

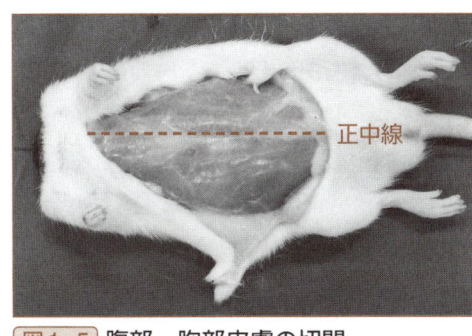

> **生理食塩水**
> 体液とほぼ等張の塩化ナトリウム水溶液(0.9% W/V)。医療用としては,輸液や注射液の希釈などに使用される。生体組織を扱う際に用いられる最も基本的な溶液。仮に,低張なイオン交換水や,より高張な食塩水で一連の処理を行うと,組織の膨潤や萎縮が起きてしまい,本来の様相と異なってしまう。

図1-5 腹部,胸部皮膚の切開

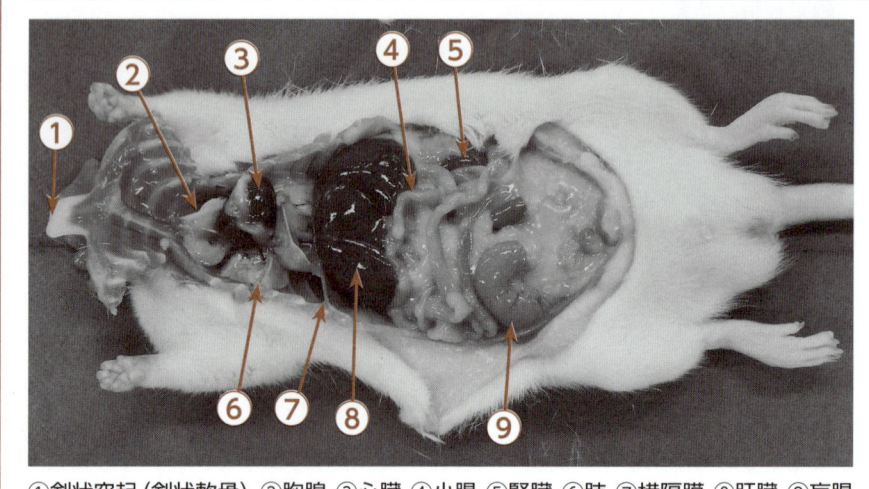

①剣状突起（剣状軟骨） ②胸腺 ③心臓 ④小腸 ⑤腎臓 ⑥肺 ⑦横隔膜 ⑧肝臓 ⑨盲腸

図1-6 腹腔・胸腔内の臓器1

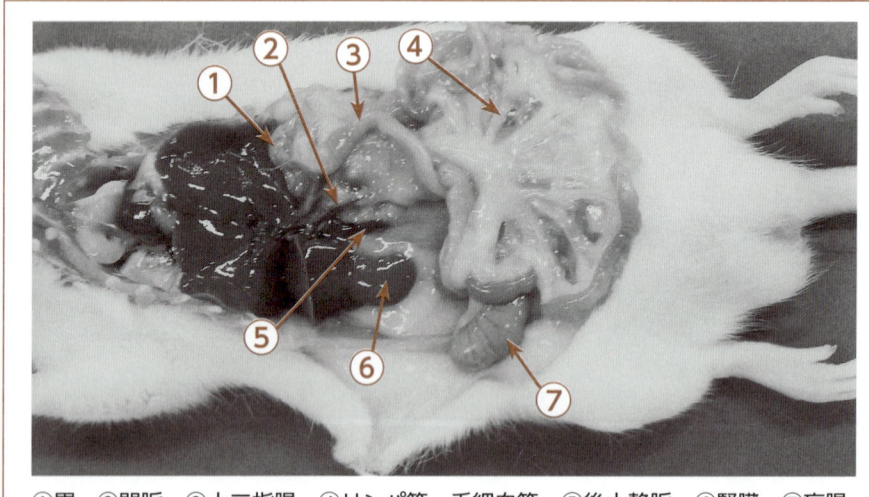

①胃 ②門脈 ③十二指腸 ④リンパ管，毛細血管 ⑤後大静脈 ⑥腎臓 ⑦盲腸

図1-7 腹腔・胸腔内の臓器2

ち上げながら横隔膜を切開し，胸水の有無・性状を観察する。左右肋骨を頭部に向け切断して，胸腔器官を露出する（図1-6）。

❸ 腹腔内の臓器等摘出

　図1-6に示したような全体像を記録したら，腸間膜と門脈を確認する（図1-7）。その後，副腎および腎臓を傷つけないように目視できる消化器（肝臓，胃，小腸，大腸）および脾臓をまとめて摘出する。その際，上半身を起こすように肩の下に手を入れて体を持ち上げ，消化器の重量で自然に落下させるように膜状の結合組織を切断していくと容易に摘出できる。

　消化管全長が必要な場合は，食道から肛門までつなげたまま一括して摘出し，周りを傷つけないよう細心の注意を払いながら順次摘出すると，図1-8のような状

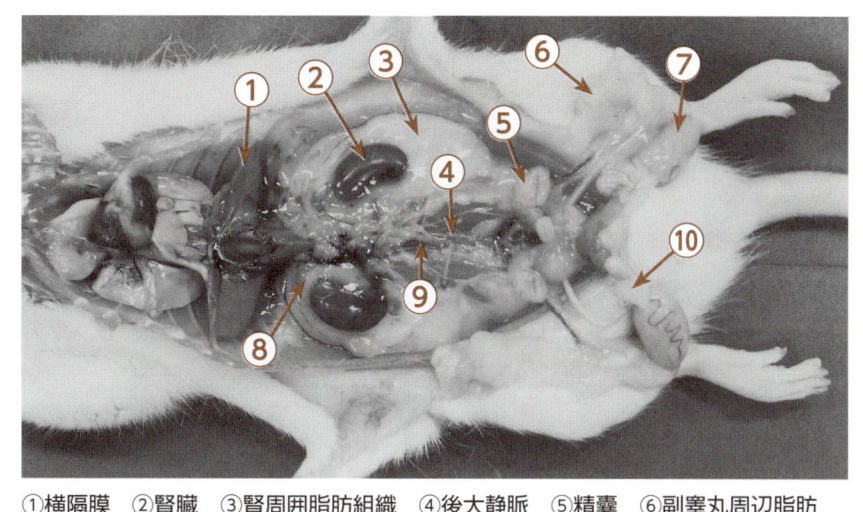

①横隔膜　②腎臓　③腎周囲脂肪組織　④後大静脈　⑤精嚢　⑥副睾丸周辺脂肪
⑦睾丸　⑧副腎　⑨腹大動脈　⑩副睾丸

図1-8　消化器等を摘出した状態

態となる。細かい作業には，眼科用ハサミ・ピンセットを用いる。

　腎臓は腎門部をピンセットでつまんで牽引し，副腎および腎周囲脂肪組織を腎臓背部に位置する後腹壁脂肪組織と分離しながら摘出した後に，後腹壁脂肪を摘出する。腎周囲脂肪組織から注意深く副腎を摘出した後に，腎臓を覆う薄膜と周囲の脂肪組織をピンセットでつまみ，解剖ハサミで剥離する。

❹生殖器の摘出

　雄では，副睾丸周辺脂肪をピンセットでつまんで睾丸および副睾丸を引き出し，両者を分離する。前立腺と精嚢は一括で摘出する。睾丸・精嚢は傷つけると内容物が漏出するので注意する。

　雌では膀胱を子宮から切断して摘出する。周囲脂肪組織から分離するように，子宮・卵巣を摘出する。子宮は間膜から切り離し，頸部の膣側で切断して摘出する。

❺胸腔内の臓器等摘出

　気管と食道を分離し，肺は気管，心臓，胸腺と一括して摘出する（図1-9）。左右で肺葉の数が異なることを確認する。頸部の筋肉を切開して気管を露出させ，顎付近に甲状腺（断頭法では損傷のため不可能）を確認する。

❻骨格筋（下腿三頭筋）の摘出

　足首の皮膚を切開し，下腿および膝関節周辺の筋が露出するまで皮膚を剥離する（図1-10-A）。大腿背部の筋を筋線維に対し垂直に切断し，注意深く腓腹筋の筋頭を探す。腓腹筋全体が露出するまで丁寧に周辺の筋組織を剥離する（図1-10-B）。足首部の筋尾を切断し，ヒラメ筋を損傷しないよう筋頭に向けて丁寧に剥離する。ヒラメ筋および腓腹筋として摘出する（図1-10-C）。

❼臓器の乾燥防止策

　臓器トレー（プラスチックトレー）に採取する臓器名を印刷した紙を敷き，生理食

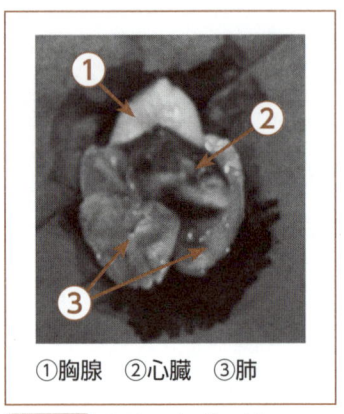

図1-9 胸腺，心臓，肺
①胸腺 ②心臓 ③肺

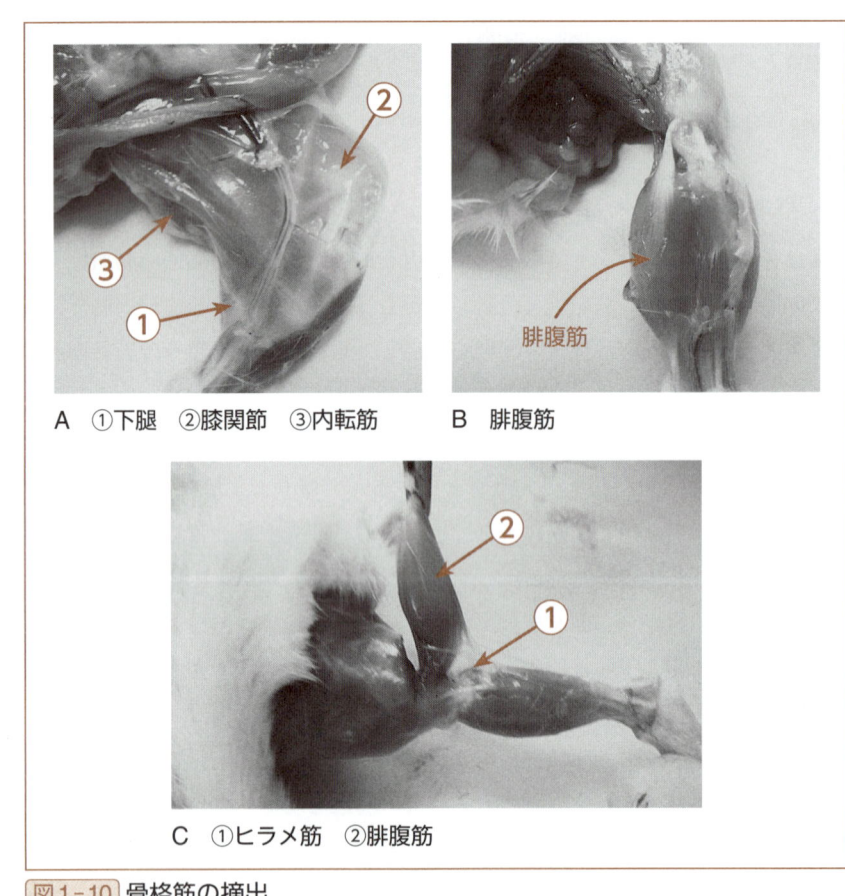

A ①下腿 ②膝関節 ③内転筋
B 腓腹筋
C ①ヒラメ筋 ②腓腹筋

図1-10 骨格筋の摘出

塩水を入れ，十分染み込ませた後，余分な生理食塩水は取り除く。摘出した臓器は，洗浄用プラスチック容器の生理食塩水で血液を洗い流し，脂肪等余分な付着物を取り除き整形し，臓器トレーの所定の位置に置く（図1-11）。生理食塩水に浸した実験用紙ワイパーで臓器を覆い，乾燥を防ぐ。臓器重量測定の際は，濾紙等で余分な生理食塩水等を取り除いてから測定する。

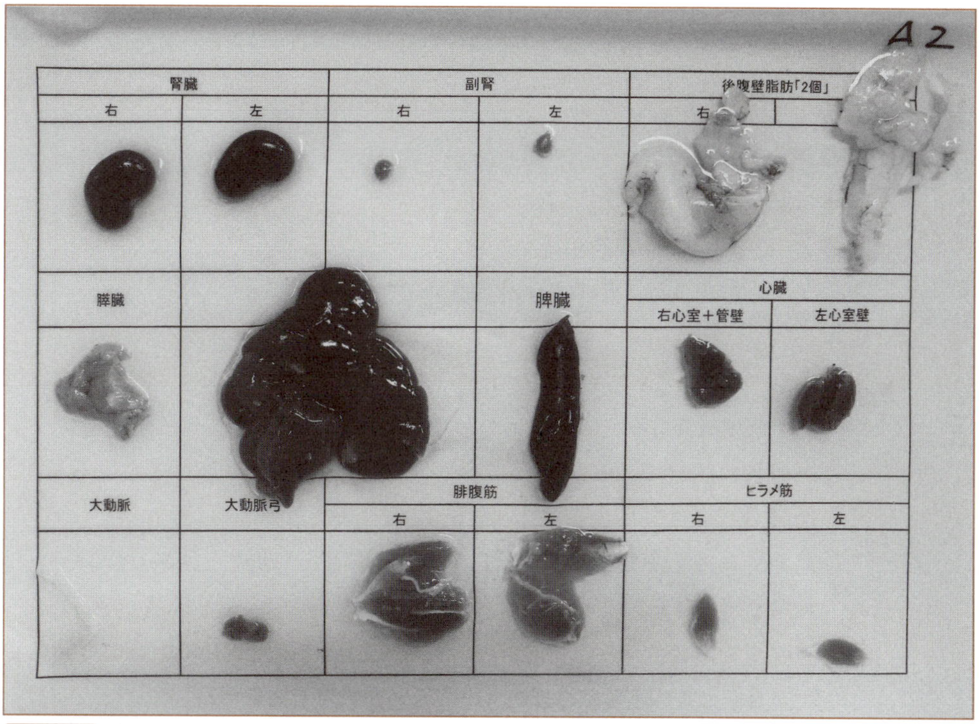

図1-11 臓器トレー

4 結果の整理

開腹・開胸時など，適宜スケッチや写真などで記録を残しておく．各臓器の重量は，摘出重量および体重比重量を算出して考察する．摘出する臓器はあらかじめその機能を調べておき，飼育条件および絶食状態などが臓器重量に及ぼす影響を考察する．

5 血液生化学分析

1 基礎知識

凍結保存した血清あるいは血漿は，栄養状態を把握するための成分分析に有効である．試薬メーカーより市販されている各種キットは，血清あるいは血漿20μL程度で分析可能な成分も多く，便利である．

本来はヒトの臨床検査薬ではあるが，ラットやマウスにも用いられている．ここでは，トリグリセライド分析用キットを用いた中性脂肪の測定を紹介する．血清や血漿は粘度が高く，誤差が生じやすいため，**ピペッティング**には細心の注意が必要である．

ピペッティング
ピペットを使って液体を吸入，吐出すること．

2 器械・器具等

❶ 血清（血漿）
❷ マイクロピペットおよびチップ

❸試験管
❹セル
❺ミキサー
❻分光光度計
❼恒温水槽
❽トリグリセライド分析用キット

3　方法と手順

①キットに添付されている取扱説明書に従って，発色試薬および検量線作成用標準液を調整する。
②試験管に試料である血清（検量線用標準液，イオン交換水または蒸留水）20µLをマイクロピペットで分注する。
③調整済み発色試薬を3mL加え，ミキサーで十分に混合し，37℃に設定した恒温水槽で5分間加温する。
④室温まで冷却し，分光光度計の波長を600nmに設定し，試験管から発色した試料をセルへ移したものをセットし，吸光度を測定する。
⑤得られた検量線と試料の吸光度から濃度を算出する。

4　結果の整理

飼育時のデータ，解剖結果と合わせて飼育条件と血液成分との関連を考察する。

■ 参考文献

1) 佐藤衆介：アニマルウェルフェア―獣医師の新たな業務，日本獣医師会雑誌，**64**，88-92（2011）

2) 日本学術会議：動物実験の適正な実施に向けたガイドライン，https://unit.aist.go.jp/sep/env/life/animal/animal-guid.pdf（平成26年6月25日現在）

3) 笠井憲雪，吉川泰弘，安居院高志編：現代実験動物学，朝倉書店，東京（2009）

4) 中釜斉，北田一博，城石俊彦編：実験法Q＆Aシリーズ マウス・ラットなるほどQ&A 実は知らない基礎知識＋取り扱いのコツがつかめる！，羊土社，東京（2007）

5) 産業技術総合研究所：動物実験・実験動物取扱ガイドライン，https://unit.aist.go.jp/sep/env/life/animal/animal-guid.pdf（平成26年6月25日現在）

6) 長嶺千里，大倉信彦：ラット解剖実習ガイド 看護実践能力を高めるための解剖生理学基礎知識必勝教育技法，文芸社，東京（2010）

7) 中釜斉，北田一博，庫本高志編：無敵のバイオテクニカルシリーズ マウス・ラット実験ノート，羊土社，東京（2009）

8) 日本実験動物技術者協会編：図解・実験動物技術集Ⅰ増訂4版，アドスリー，東京（2005）

9) 鈴木潔編：初心者のための動物実験手技Ⅰ マウス・ラット第8刷，講談社，東京（1990）

2章 身体計測

1 実習の意義

　身体計測は，身体各部の寸法・組成を計測することによって，人体の形質を数値で表すものであり，人類学，法医学，臨床医学，人間工学などさまざまな領域で広く用いられている。特に栄養学の分野では，栄養アセスメントの手法の1つとして重視されている。

　身体計測には，直接的・間接的な種々の方法が考案されているが，日常的な計測や集団を対象としたスクリーニングなどでは，より簡便で安価な計測が望ましい。本章では，次の4つを目的として基礎的な身体計測を行う。

　　①身体各部の解剖学的な構造を把握する。
　　②体型，体組成を調べるための身体計測法の基本手技を身に付ける。
　　③栄養アセスメントのための身体計測法の意義と評価法について学ぶ。
　　④解剖学の一分野である骨学の基礎知識の習得に役立てる（マルチン式生体計測器を用いた2点間距離の計測では，計測点の同定のために骨学の知識が必要）。

2 身長，体重，体組成，マルチン式生体計測器による2点間距離と周囲長の計測

1 基礎知識

❶用語

(1) 人体の区分

　人体は，広義の体幹と体肢（四肢）からなる。
　①体幹（広義）：頭部，頸部，および狭義の体幹。
　②体幹（狭義）：胸部および腹部。
　③体肢：上肢と下肢があり，体幹と上肢の境を上肢帯（肩甲骨と鎖骨からなる），体幹と下肢の境を下肢帯（寛骨からなる）という。
　　1）上肢：上腕（肩から肘），前腕（肘から手首），手（手首から先）。
　　2）下肢：大腿（股関節から膝），下腿（膝から足首），足（足首から先）。

(2) 人体各部の位置関係に関する解剖学的用語

　手のひらを正面に向けて腕を伸ばし，直立した状態を基準として，人体各部位における相対的な位置関係を以下のように表す[1]。

　なお，解剖学用語は音読みし，例えば，内側は「うちがわ」ではなく「ないそく」，右側は「みぎがわ」ではなく「うそく」と読む。

　　①上・下：頭頂に近い方を「上」，足底に近い方を「下」とする。
　　②前・後：顔が向いている側を「前」，背中側を「後」とする。それぞれ「腹側」，「背側」ともいうが，脳解剖では前・後と腹側・背側は一致しない。

③左・右：北を向いて立ったとき，西側を「左」，東側を「右」とする。観察する人ではなく，観察される人から見た左右で表現する。

④内側・外側：左右軸上で身体の正中に近い方を「内側」，遠い方を「外側」とする。

⑤近位・遠位：四肢において，体幹(胴体)に近い方を「近位」，遠い方を「遠位」とする。神経では，脳に近い方を近位，遠い方を遠位という。

⑥屈側・伸側：四肢において，関節に対し180°未満に折れ曲がる側を「屈側」，反対側を「伸側」とする。上肢では，屈側が「前」，伸側が「後」となるが，下肢では，伸側が「前」，屈側が「後」となる。

⑦橈側・尺側：前腕における橈骨側を「橈側」，尺骨側を「尺側」とする。

⑧脛側・腓側：下腿における脛骨側を「脛側」，腓骨側を「腓側」とする。

(3) 測度に関する用語

身体計測に用いる長さの測度には，以下のようなものがある[1]。

①高径：床面または座面から計測点までの垂直距離(p.23, 26, 27, 身長, 座高, 膝高など)。

②長径：2点間の直線距離(p.26, 27, 四肢長など)。

③幅径：左右方向の2点間の直線距離(p.26, 27, 肩峰幅, 骨盤幅など)。

④矢状径：前後方向の2点間の直線距離。

⑤周径：計測点を通り，体表に沿った周囲長(p.26, 28, 胸囲, 上腕囲など)。

❷皮下脂肪厚

皮下脂肪厚は，皮膚および**皮下脂肪組織**の厚みであるが，皮膚の厚さはわずか(0.5〜2.0mm)であるため，大部分が皮下脂肪組織に相当する。

皮下脂肪厚の計測で最も一般的な部位は，上腕背側部(上腕三頭筋を覆う皮下脂肪)，肩甲骨下部，腸骨上部，腹部，および大腿前部であるが，このうち上腕背側部と肩甲骨下部の皮下脂肪厚は計測しやすく，**体密度**との相関も比較的高い[2]。

このことから，わが国ではこの上腕背側部と肩甲骨下部の皮下脂肪厚の和から体密度を推定し，体脂肪率を算出する方法(p.32)が広く用いられている。

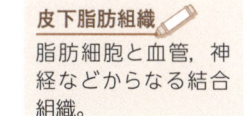

> **皮下脂肪組織**
> 脂肪細胞と血管，神経などからなる結合組織。

> **体密度**
> 体比重のこと。体重÷身体体積。

❸生体電気インピーダンス法

生体電気インピーダンス法は，人体に微弱な交流電流を流したときの生体電気抵抗値，すなわちインピーダンスを測り，これを身体組成の推定に応用する方法である。BIA(bioelectrical impedance analysis)法とも呼ばれる。

生体は，脂肪組織と除脂肪組織(脂肪組織以外の組織)に二分され，構成成分の大部分が水である除脂肪組織は，水を含まない脂肪組織よりも電気を通しやすい。この原理を利用して，インピーダンスから体脂肪量や体内総水分量を推定することができる[2]。

❹マルチン式生体計測法

ドイツの人類学者ルドルフ・マルチン(Rudolf Martin)によって考案された人体計測法。骨の突起など骨格をもとに規定された計測点を基準に，直線距離や体表に沿った周囲長を計測する[3]。

❷ 器械・器具等

❶身長計
　一般の身長計を用いるほか、❹のマルチン式生体計測器に含まれる身長計を使って計測することもできる。

❷体重計
　一般の体重計を用いるほか、体組成測定器で体組成測定と同時に計測することもできる。

❸体組成測定のための機器

（1）　皮下脂肪厚計
　皮下脂肪の厚さを測るための機器で、キャリパーとも呼ばれる。日本では栄研式キャリパー（図2-1）が広く用いられている。

　キャリパーによる計測値は、皮下脂肪のつまみ方、キャリパーの当て方、計測部位のずれなど、計測者の熟練度に大きく左右される。また、被計測者の皮膚や脂肪組織の弾力性などにも影響を受け、一般に皮下脂肪が厚くなるほど、計測値は過小に出る。

　キャリパーを使用する際は、使用前にゼロ補正と圧力補正を行う。図2-1に示した栄研式キャリパーにおける補正手順を下記に示す。

①ゼロ調整リングを回して、指針を目盛板の0に合わせる。
②接点の圧力を$10g/mm^2$（国際規定圧）に補正する。
③左手でハンドグリップを持ち、下部アームの先端の穴に200gの重りを下げる。
④③の状態で、下部アームの付け根と接点とが水平になるように保持し、指針が目盛板の朱書きの範囲内15〜25mmを指すように圧力補正つまみ（目盛板の裏にある）を回して調整する。

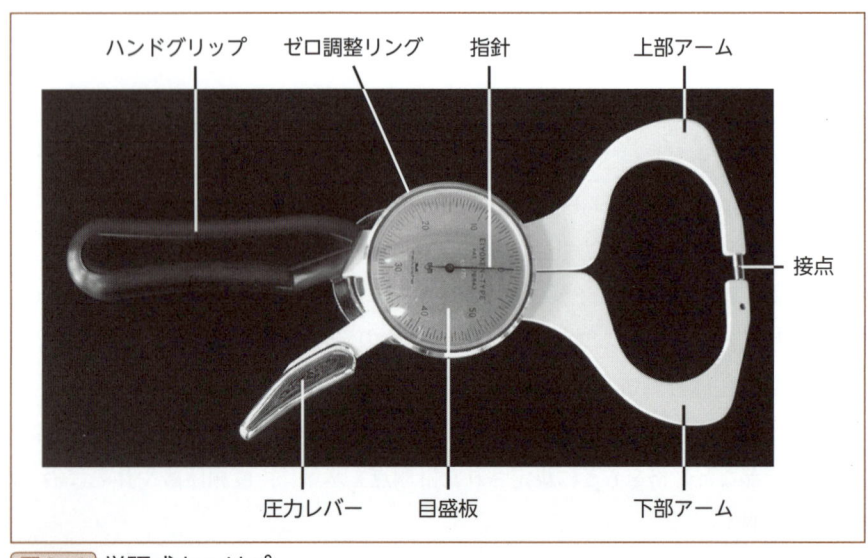

図2-1　栄研式キャリパー

(2) 体組成測定器（体成分分析装置）

体組成測定器は，体脂肪や筋肉，体水分量など，体を構成する成分の量を計測する機器である。

当初は，体脂肪率のみを計測する体脂肪計が主流であったが，その後，筋肉量や骨量なども計測できる機器が市販されるようになった。素足で本体に乗るだけの機器や，本体に乗りながら両手でグリップを握る機器（図2-2）などがある。機器によっては腕や脚，腹部など，部位ごとの細かな体組成測定が可能である。

体組成測定器は，本体やグリップに電極がついており，その電極で体に微弱な電流を流すことで，体内の電気抵抗値（インピーダンス）を計測し，それをもとに体組成を求める（下記Column参照）。

❹ マルチン式生体計測器（図2-3）

(1) 触角計（骨盤計）

骨盤幅や胸郭幅など，生体各部の厚みや直径距離の計測に使用する。触角の先端を両手の親指と人差し指でつまみ，計測点に触角の先端をそれぞれ当てて，横規の目盛を読み取る。

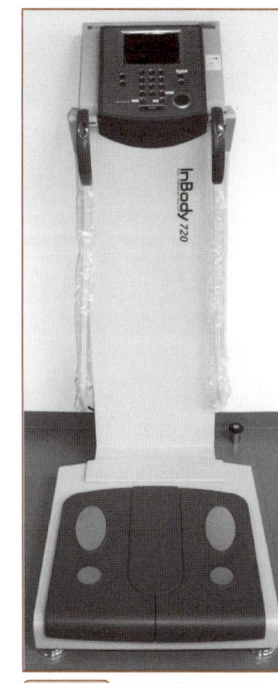

図2-2 体組成測定器（体成分分析装置）(InBody 720)
（株）バイオスペース

(2) 身長計

床面から身体のある部分（頭，腰など）までの垂直高位（高径）を計測するのに使用する。保管時は4本に分解されており，使用目的の長さに応じて継ぎ合わせる。

計測に際しては，身長計を床面に垂直に立て，直角に差し込んだ直線横規（先端のとがった物差し）を上下させる。横規の尖端を計測点に一致させ，身長計に備えられた窓を通して目盛を読む。

Column　体組成測定器（体成分分析装置）における体組成の推定

体成分を正確に分析するためには，重水希釈法[*1]・DXA法[*2]など非常に大がかりな計測方法がある。しかし，これらの方法は侵襲的で費用も高額なため，一般的には使用できない。

体組成測定器（体成分分析装置）は，こういった従来の方法を基準に，さまざまな条件の人体を測定して，インピーダンス・身長・体重から公式を作成して体成分を推定する。過去には，実測値だけでは足りない情報を補うために，性別・体重などによる膨大な統計情報を公式に加えて補正を行ったが，今は技術の発展により実測値のみから体成分を分析することが可能となり，医療分野における使用が広がっている。

[*1] 重水希釈法：体内に一定容量を注入した重水（D_2O）が均等に拡散されるのを待ち，採取した体液に含まれる重水の濃度から体水分量を算出する方法であり，体水分量を測定する最も正確な方法とされている。

[*2] DXA法：dual-energy X-ray absorptiometry（二重X線吸収法）。エネルギーレベルの異なる2種のX線を照射して，それぞれの吸収率から骨密度や体脂肪を推定する方法。

<組み立て前>

<組み立て後>

触角計（骨盤計）　　身長計　　桿状計

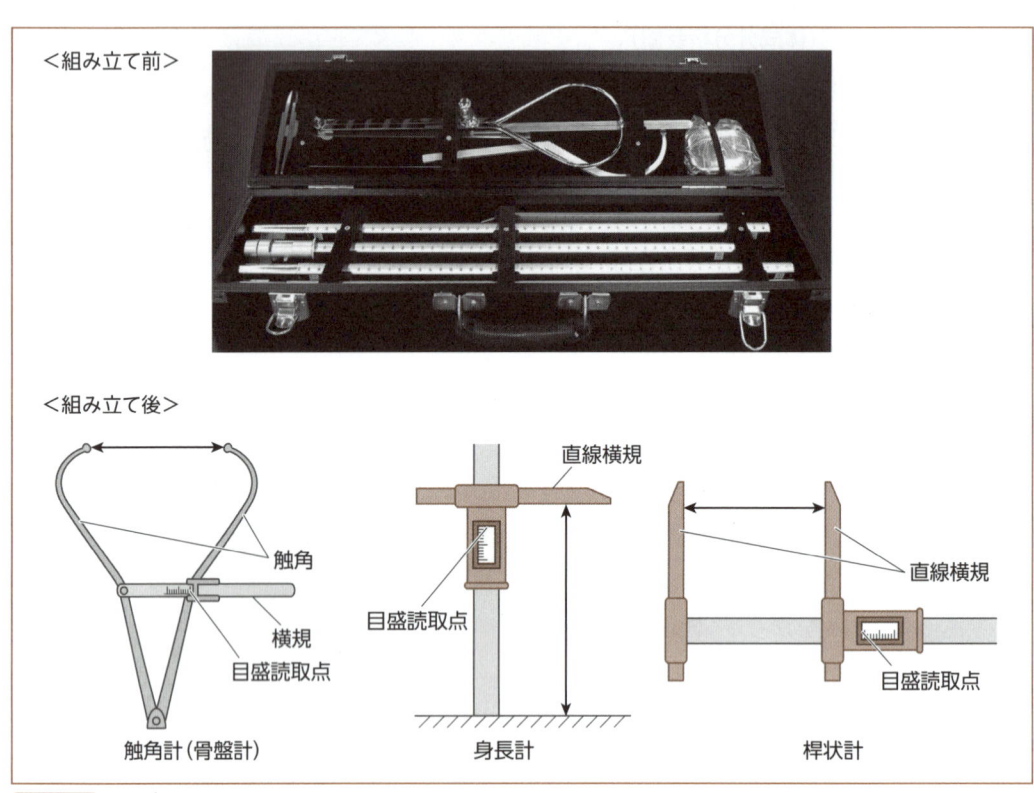

図2-3 マルチン式生体計測器：組み立て前（上）と組み立て後（下）の計測器

(3) 桿状計

　桿状計は，身長計を4本に分解したときの最上位1本（目的によっては上位2本分から全部まで利用可能）であるが，単独に作られたものもある。肩峰幅，骨盤幅などの幅径，上肢長，下肢長などの長径の計測に使用する。

　計測にあたっては，2本の直線横規（目的によっては触角横規）を図2-3のように差し，それらの尖端が桿から同じ長さであることを確かめた上で，計測点に両尖端を一致させ，その距離を目盛によって読み取る。

(4) 巻尺（メジャー，尺帯）

　周径の計測に使用する。巻尺を計測部位に巻き付け，目盛の0と重なった値を読み取る。

3 方法と手順

　2人1組になり，互いに計測し合う。記録者を別に設ける場合は，3人1組とする。

　上肢，下肢の長さ・周囲長に関する計測では，左右どちらかに統一して行うが，どちらに統一するかについては，国ごと，また日本国内でもさまざまである。

　皮下脂肪厚の計測は，右側で行われることが多いが，周囲長の計測では利き腕・利き足でない方（通常左側）や麻痺がない方を計測することが推奨されている。

　衣服はできるだけ身に付けない方が望ましいが，実習の際には，肩，腰，膝などが露出できるような柔らかい素材の半袖・半ズボンを着用し，裸足になるとよい。

身長，2点間距離，周囲長はcm，体重はkg，皮下脂肪厚はmmで表し，小数点以下一桁まで記載する。

計測はそれぞれ3回ずつ行い，**中央値**を採用する。あるいは，それぞれ2回または3回ずつ計測し，その**誤差**が規定された範囲内である場合にその平均値を求める。体重計，体組成測定器などの機器を用いた計測は，1回のみの計測でもよい。

❶ 身長

① 裸足で身長計に乗り，かかと，臀部（尻），背中が身長計に軽く触れるように真っすぐ立つ。

② 両足先は30〜40°に開く。

③ **耳眼水平位**になるように真っすぐ前方を向き，頭の後ろと身長計の間には手のひらが入るくらいの間隔を空ける（図2-4）。

④ バーを頭頂部に軽く押し当て，目盛を読み取る。その際，計測者の目線が目盛の高さになるように，台などに乗るとよい。

❷ 体重

① 計測1時間ほど前から飲食を避け，排尿・排便を済ませるのが望ましい。

② 着衣のまま計測する場合は，衣服を最小限にし，計測値から衣服の重さ（軽装の場合は簡便的に500g）を差し引く。

③ 裸足で体重計に乗り，値が安定するのを待つ。

④ デジタル式の体重計，体組成測定器では表示された値を読み取り，アナログ式の体重計では，指針が静止した時点での目盛を読み取る。

❸ 体組成

(1) **皮下脂肪厚計**による皮下脂肪厚の計測

① 被計測者は肩や腕の力を抜き，両腕を自然に下げた状態にする。また，計測部位周辺が衣服で圧迫されないようにする。

② 計測部位（図2-5のaとbの2カ所）から約1cm上方に離れた場所（図2-5の＊）を，左手の親指と人差し指でつまむ。このとき，指先が筋肉に触れ添うようにしながら，皮膚および皮下脂肪層を筋肉層から分離させるようにつまみ上げる。

③ 肥満者の場合，軽くつまむ場合としっかりつまむ場合では，結果が大きく異なるので，指先で筋肉と皮下脂肪層の境界を確認して，しっかりつまむように注意する。重度肥満者では，片手でつまめないほど皮下脂肪が厚い場合もあるが，そのときは介助者に両手を用いて皮下脂肪をつまみ上げてもらう。

④ 計測者は右手でキャリパーを持ち，左手でつまんだ皮下脂肪の軸に対して，アームが垂直になるように保持する。

⑤ キャリパーの接点を計測部位の基部に垂直に当てる。

⑥ 圧力レバーを離し，一定圧がかかった後，2秒以内に指針を読み取る。
計測は図2-5のaとbの2カ所について行う。

中央値
複数の測定値（この場合は3つ）のうち中央の値。熟練した計測者の場合は，中央値と平均値はほとんど一致する。実習で初めて計測を行う場合は，計測値が極端にばらつくことがあり，中央値を採用する方がよいことがある。

誤差
規定誤差は，身長は1.0cm，体重は0.1kg，皮下脂肪厚は4mm，二点間距離，周囲長は0.5cmとされる。

耳眼水平位
耳珠（耳の穴入口の顔側にあるでっぱり）と眼窩（眼球がおさまっている骨のくぼみ）下縁を結んだ線が水平になるような姿勢。

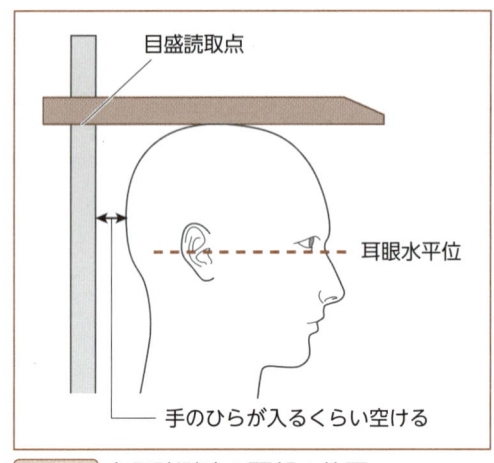

図2-4 身長計測時の頭部の位置

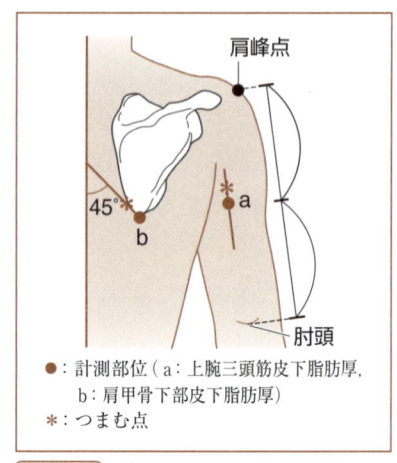

図2-5 皮下脂肪厚の計測部位

● ：計測部位（a：上腕三頭筋皮下脂肪厚，b：肩甲骨下部皮下脂肪厚）
＊：つまむ点

⑦上腕三頭筋皮下脂肪厚（上腕背側部皮下脂肪厚）（図2-5のa）
　1）肩峰点（肩峰突起の位置）と肘頭の中間点にあたる上腕背側部（上腕三頭筋を覆う皮下脂肪）で計測する。
　2）腕の長軸に平行な縦ひだになるように，計測部位の約1cm上方で皮下脂肪層をつまむ。上腕背側部の皮下脂肪層は，肩に向かうに従って急に厚くなるので，中間点を正しく定めることが大切である。
　3）肩峰点の求め方については，❹-(1)-①を参照のこと。

⑧肩甲骨下部皮下脂肪厚（図2-5のb）
　1）肩甲骨尖端角のすぐ下で測定する。
　2）計測部位の1～2cm上方で，背骨に対して45°の斜めひだになるように皮下脂肪層をつまむ。
　3）左手の親指とほかの4本の指とでつまむと，皮膚の走行線がわかるので，これに沿って広めに親指と人差し指を開き，皮膚に押し付けるようにしてつまむとよい。

(2) 体組成測定器による計測
　①計測装置を周囲の金属製物体や電化製品から50cm以上離して置く。
　②計測前にあらかじめ身長を測っておき，その値を入力する。
　③被計測者は裸足になり，金属製のものは身に付けない。
　④計測装置に乗り，大腿が接触しないように両足首を少なくとも20cm離す。
　⑤腕は胴体に触れないように軽く持ち上げ，グリップをつかむか手のひらを前に向ける。
　⑥計測装置に定められた手順に従って計測する。

❹マルチン式生体計測器による2点間距離と周囲長の計測
　2点間距離，周囲長の計測項目は，主な人体計測項目[1, 3]を取り上げたが，必ずしも栄養アセスメントに用いられないものも含まれている。実習時間と目的に応じて，計測項目は適宜選択する。

被計測者は裸足になり，手を内側に向けて身体に沿わせるように伸ばし，直立する。初めに計測の目安となる計測点のマーキングを行い，それを目印に計測を行う。

(1) 計測点のマーキング（図2-6，図2-7）

計測の目標となる部位に印を付ける。皮膚鉛筆などを用いて皮膚に直接印を付けるとよいが，シールやテープを貼った上からマジック等で印を付けることもできる。

主な計測点とその求め方[1, 3]を下記に示す。これらの計測点は，骨の突起などをもとに，皮膚上に定めた点である。人体の骨格模型があれば，それを参照しながら計測点を確認することで，骨学の基礎知識を習得することもできる。①，②は左右両方，そのほかは片側のみマークする。

① 肩峰点（図2-6のa）：肩甲骨の肩峰で最も外側に突出する点。上腕骨上縁よりわずか3～5mm上方に位置するため，上肢長および上腕長を計測する起点として用いられる。

　上肢を垂直に挙上したときに，肩峰部に見られる皮膚のくぼみのところにあたり，この点を押さえながら上肢を下垂し，最も外側に突出する点を肩峰点とする。肩甲棘を触れながら，外側に向かって追跡するとわかりやすい。または，鎖骨から出発して肩甲棘に達するのもよい。やせた人では，目で見ただけでも明らかである。

② 橈骨点（図2-6のb）：橈骨上縁における最高点。肘の後面にできるくぼみの下端にある。容易に触れることができるが，腕の**回内**，**回外**を繰り返すと，橈骨小頭が強く回転するのでよりわかりやすい。

③ 茎突点（図2-6のc）：橈骨茎状突起の最下端の点。目で見ただけで明らかなこともある。親指を**外転**させると親指の付け根にできるくぼみの中にあり，もう一方の手の親指でくぼみの中を圧迫しながら触れるとよくわかる。

④ 腸骨稜点（図2-7のa）：腸骨稜上で最も外側にある点。指を腸骨稜に沿わせて下から上にずり上げ，稜の外縁が上縁に移行するところに点を求める。

⑤ 上前腸骨棘点（腸棘点）（図2-7のb）：上前腸骨棘で最も下方にある点。親指を上前腸骨棘より下に置き，上に向かって徐々に移動させると突起に触れる。この突起先端のうち，最も下方に突出する点が求める点である。最も前方に突出する点ではないことに注意する。下から押し上げるように触れるとわかりやすい。

⑥ 転子点（図2-7のc）：大腿骨大転子の最高位にあたる点。大転子の最外側突出点ではないことに注意する。この点は，厚い軟部組織の下に探さなければならないので，見つけるのが難しい。反対側の足に体重をかけ，見つけようとする側の爪先を持ち上げてかかとを床につけ，下肢を回旋させるとわかりやすい。あるいは，上体を前後に曲げ伸ばしするのもよい。

⑦ 外側膝関節裂隙（図2-7のd）：膝関節の隙間の外側中央部。この点は，膝関節の周囲に皮下脂肪層のよく発達した人，特に女性ではわかりにくいことがある。膝を軽く曲げて脛骨の外側上縁と大腿骨外側上顆を触れ，この中間く

回内，回外
手のひらを前方に向け，親指が内側に向かうように前腕を回転させる動きを回内，逆の動きを回外という。

外転
親指を手の甲側に回転させる動き。

らいに指を当てたまま膝を伸ばしてもらう。

⑧外果点(図2-7のe)：腓骨外果の最下縁の点。目で見ただけで明らかである。

(2) 2点間距離の計測(図2-6，図2-7)

2点間距離の測り方には，いろいろな方法がある(側注ならびに下記Column参照)。本書では，マルチンによって提唱された方法[3]をもとに，いくつかを組み合わせた。①・②は桿状計または触角計(骨盤計)，③～⑤と⑧・⑨は桿状計，⑥・⑦は身長計を用いて計測する。

①肩峰幅：左右の肩峰点の間の直線距離。
②骨盤幅：左右の腸骨稜点の間の直線距離。
③上肢長(全腕長)：肩峰点と中指(第3指)の先端の間の直線距離。
④上腕長：肩峰点と橈骨点の間の直線距離。
⑤前腕長：橈骨点と茎突点の間の直線距離。
⑥下肢長(全脚長)：本書では2種類の計測を行い，比較してみる。
　1)上前腸骨棘点高(床面から上前腸骨棘点までの高さ)－40mm。
　2)転子点高(床面から転子点までの高さ)。
⑦膝高：外側膝関節裂隙の高さ。
⑧大腿長：転子点と外側膝関節裂隙の間の直線距離。もしくは転子点高(⑥の2))から膝高(⑦)を引いた値。
⑨下腿長：外側膝関節裂隙と外果点の間の直線距離。

(3) 周囲長の計測(図2-8)

巻尺(メジャー)を用いて計測する。

①胸囲：乳頭を通る水平ラインに沿って測った周径。被計測者の腕を少し上げさせ，肩甲骨のすぐ下から脇の下を通して巻尺を回した後，腕を降ろさせ，呼気の終わりのタイミングで計測する。

乳房が発達した女子の場合は，乳頭より少し高い位置(乳房の最も前方の点)を通るラインと，乳房付け根の最下点を通るラインに沿って2通りの計測を行う。

上肢長
全腕長を測る方法のほかに，手長を除いた腕長，すなわち肩峰点と茎突点の間の距離とする方法もある。

上腕長，前腕長
橈骨点の代わりに上腕骨外側上顆の最下点を計測点とする方法もある。両計測点はほとんど同じ場所にあるので，どちらで計測しても大差はない。

膝高
脛骨点(脛骨内側顆の最高位点)の高さとする方法もある。

大腿長，下腿長
外側膝関節裂隙の代わりに，脛骨の外側上縁や大腿骨外側上顆を計測点とすることもある。また，大腿長として，上前腸骨棘点から脛骨点(脛骨内側顆の最高位点)の距離に一定の補正をかける方法，下腿長として，脛骨点から内果点(脛骨内果の最下点)の距離を測る方法もある。

> **Column　下肢長の測り方**
>
> 下肢長にはさまざまな計測法や推定式がある[3]。全脚長として，上前腸骨棘点の高さ，上前腸骨棘点高から40mm引いた値，転子点の高さ，転子点高＋23mm，恥骨結合上縁の高さ，恥骨結合上縁高＋35mm，恥骨結合上縁高＋(身長×70)÷(33×100)＋35mm，会陰高＋90mmなどが提唱されているほか，簡便法として身長－座高を用いることもある。
>
> また，足高(足首までの高さ)を除いた脚長，例えば上前腸骨棘点と内果点(脛骨内果の最下点)の間の距離(＝棘果長)や，転子点と外果点の間の距離(＝転子果長)を用いることも多い。
>
> 国際体力テスト標準化委員会では，転子点の高さを下肢長としている。しかし，転子点は人によっては非常にわかりにくい。

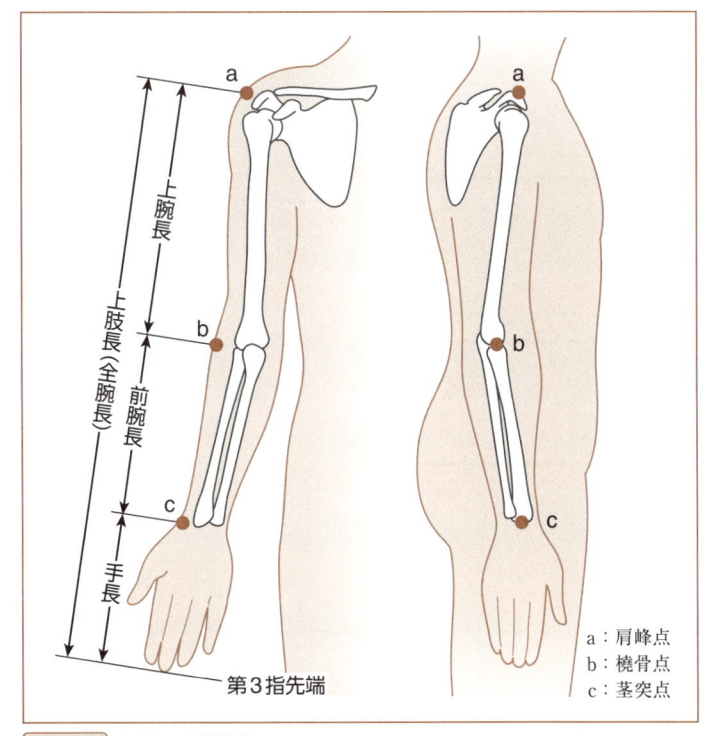

図2-6 上肢の計測点

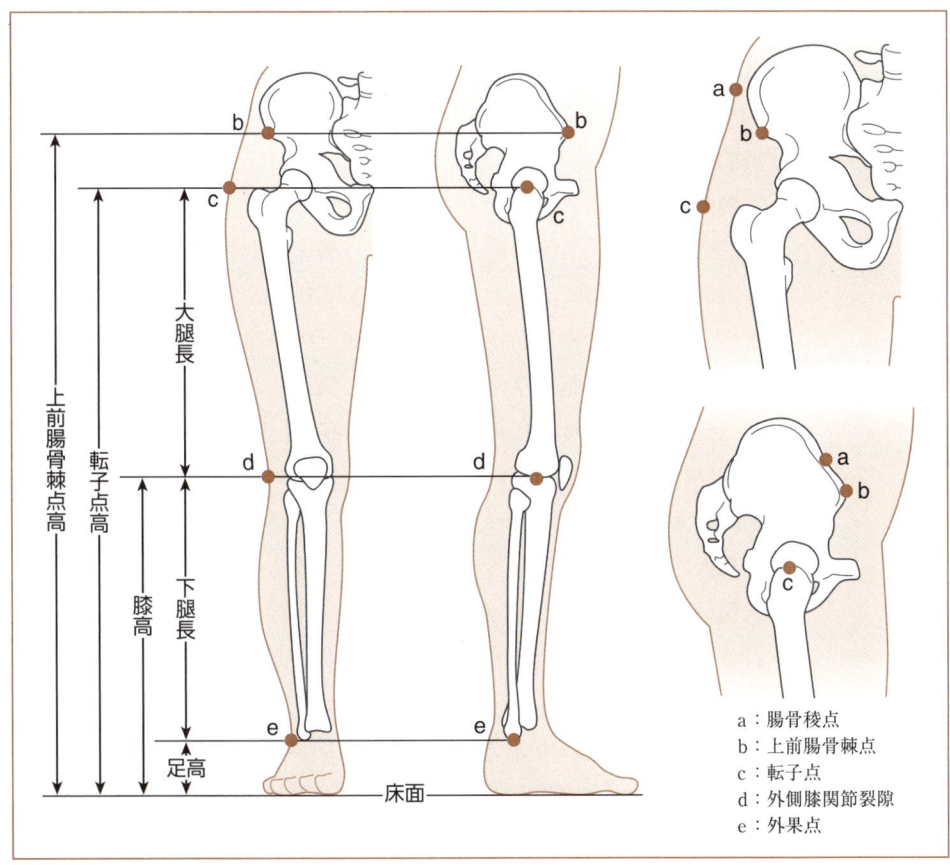

a：肩峰点
b：橈骨点
c：茎突点

第3指先端

図2-7 下肢の計測点

a：腸骨稜点
b：上前腸骨棘点
c：転子点
d：外側膝関節裂隙
e：外果点

床面

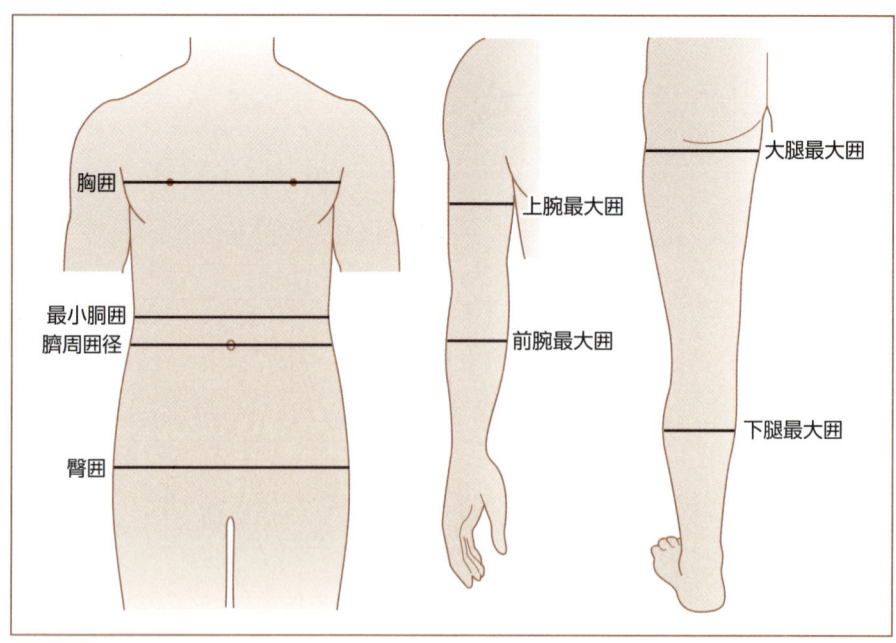

図2-8 周囲長

②腹囲：胸囲と同様に呼気の終わりのタイミングで計測する。

　1）最小胴囲：腹部の最も細いところを水平に一周する周径。スリーサイズでいうウエストに相当する。

　2）臍周囲径：臍の高さで水平に一周する腹部周径。メタボリックシンドロームの診断基準に用いられる。

③臀囲：臀部の最も大きいところを水平に一周する周径。

④上腕囲

　1）上腕最大囲：上腕の最も太い周径。腕を下垂させ，上腕二頭筋の最突出部で，腕の軸に垂直になるように巻尺を一周させて計測する。

　2）上腕中間点での周囲長：肩峰と肘頭との中間点における上腕周囲長。上腕三頭筋皮下脂肪厚の計測点と同じ場所における周径を計測する。上腕筋囲，上腕筋面積を求めるのに用いる。上記の上腕最大囲（④の1））と同じ場合は省略可。

⑤前腕最大囲：前腕の最も太い周径。腕を下垂させ，肘関節のやや下方における最大周径を計測する。手はよく伸ばし，握りしめないようにする。

⑥大腿最大囲：大腿の最も太い周径。両足のかかとの間が5～10cmくらい離れるように足を広げ，臀部のすぐ下で筋肉が最も内方に突出している部分を水平に計測する。

⑦下腿最大囲：下腿で最も太い周径。腓腹筋（いわゆるふくらはぎ）の最も突出した部分で，下腿の軸に垂直になるように巻尺を一周させて計測する。

4 結果の整理

以下のような点について結果を整理し，考察してみるとよい。

❶身体計測法に関する考察

他者の計測を行うことによって得られた身体計測法の手技に関する知識を整理する。また，ベッドに寝た状態や車いすの人など，傷病者の計測を行う場合について考察してみる。

身長計，体重計などを使うことができない傷病者では，実習とは異なる方法で計測が行われる。例えば，背骨が曲がっていたり体に拘縮があるなど，身長が計測できない場合には，膝高や下腿長，その他の身体計測値から，身長を算出する方法が考案されている。

❷自身の体型，体組成に関する考察

計測で得られた値と日本人の標準的な体型，体組成に関するデータを比較し，自身の体型，体組成について考察してみる。また，計測で得られた値をもとに，それらを用いた身体発育の評価，栄養アセスメントについて考察してみる。

「日本人の新身体計測基準値（JARD 2001）」（日本栄養アセスメント研究会　身体計測基準値検討委員会）[4]では，身長，体重，BMI（body mass index），上腕周囲長，下腿周囲長，上腕三頭筋皮下脂肪厚，肩甲骨下部皮下脂肪厚，上腕筋囲，上腕筋面積の9項目について，性別，年齢別基準値が報告されている。表2-1に18～24歳の平均値を示す。

(1) **身長**

身長は，身体発育の指標となるほか，体格指数（BMI）(p.30)や標準体重（理想体重）(p.31)などの算出に用いられる。

(2) **体重**

体重は，最も重要な栄養指標の1つである。栄養状態の変化の指標となるほか，BMIや基礎代謝量の算出にも用いられる。

表2-1 日本人の新身体計測基準値（JARD 2001）（18～24歳平均値）

	男性	女性
身長 (cm)	171.67	159.25
体重 (kg)	62.19	51.62
BMI (kg/m^2)	21.09	20.34
上腕周囲長 (cm)	26.96	24.87
下腿周囲長 (cm)	35.83	34.65
上腕三頭筋皮下脂肪厚 (mm)	10.98	15.39
肩甲骨下部皮下脂肪厚 (mm)	11.64	13.72
上腕筋囲 (cm)	23.51	20.04
上腕筋面積 (cm^2)	44.62	32.52

資料）文献4

(3) 皮下脂肪厚

皮下脂肪厚そのものから栄養状態を推定できるほか，体密度，体脂肪率，筋周囲長，筋面積(p.32, 33)などを算出することができる。

(4) 2点間距離

2点間距離を計測することで，四肢の発育状態や左右差，肘・膝などの関節の拘縮，骨折の影響，骨盤の傾斜や腰椎の湾曲などについて知ることができる。

これらをすべて評価するためには，身体の左右について計測を行うことが必要であるが，左右どちらかの計測だけでも，標準的な体型との比較は可能である。

(5) 周囲長

①胸囲：胸郭内にある心臓や肺などの呼吸循環器官を間接的に計測することができ，この結果から発育状態を知ることができる。

②腹囲：栄養状態や内臓脂肪について把握することができる。臍周囲径は，メタボリックシンドロームの診断基準に用いられており，男性で85cm以上，女性で90cm以上の場合は，内臓脂肪が100cm^{2}以上に相当すると考えられ，CT画像診断を行うことが望ましいとされる。

③臀囲：臀部や大腿上部の筋，皮下脂肪の発達程度を把握することができる。また，ウエスト・ヒップ比(p.32)を計算することにより，内臓脂肪型肥満か皮下脂肪型肥満かを推定することができる。

④四肢の周径：身体の栄養状態，筋肉の発達状態，筋萎縮の程度，骨の発達状態などを把握することができる。下腿周囲長は，体重との相関が高いので，体重計測が困難な場合に用いられることもある。

> **CT（computed tomography）**
> コンピューター断層撮影法。身体に多方向からX線を照射し，得られたデータをコンピューター処理することによって，人体の横断面画像を得る方法。

❸ 栄養アセスメントに関する考察

計測値をもとにさまざまな値を算出し，それらを用いた身体発育の評価，栄養アセスメントについて考察してみる。例として，いくつかの項目を下記に示す。これらの値が体組成測定器で自動的に計測されている場合は，計算値と実測値を比較してみる。

(1) 体格指数(BMI：body mass index)

体格指数(BMI)は，身長と体重の実測値から下記の計算式によって算出される。

$$BMI = 体重（kg）÷［身長（m）］^2$$

Column　肥満・やせの判定法

肥満ややせの判定法にはさまざまなものがある。現在，わが国においては，成人ではBMI(表2-2)，小児では，肥満度，あるいは肥満度と体脂肪率から判定する方法(小児適正体格検討委員会による判定基準)，カウプ(Kaup)指数(乳幼児)，ローレル(Rohrer)指数(学童)などが用いられている。

また，臍周囲径，腹部CTスキャンによる内臓脂肪面積の測定，皮下脂肪厚，体脂肪率(皮下脂肪厚からの推定，生体電気インピーダンス法，DXA法)から判定する方法もある[5]。

表2-2 BMIによる肥満・やせの判定
（日本肥満学会による判定基準）

	BMI (kg/m^2)
低体重（やせ）	18.5未満
普通体重	18.5以上25未満
肥満1度	25以上30未満
肥満2度	30以上35未満
肥満3度	35以上40未満
肥満4度	40以上

資料）文献5

BMIは体脂肪量と相関があるので，肥満の判定に用いられる（表2-2）（p.30，Column参照）。

(2) 標準体重（理想体重），肥満度

健康の維持に最も適すると考えられる体重を標準体重（理想体重）という。疾病罹患率は，BMIが22のときに最も低いとされ，このことから，ある身長に対してBMIが22となるような体重を標準体重と規定している（下記Column参照）。標準体重に対する実測体重の差分から，肥満度が計算される。

標準体重（kg）＝［身長（m）］^{2}×22
肥満度（％）＝［実測体重（kg）－標準体重（kg）］÷標準体重（kg）×100

上記計算式からわかるように，BMIと肥満度は密接に関連しており，BMI 25は肥満度13.6％，BMI 30は肥満度36.4％に相当する。肥満の判定には，小児では肥満度がよく用いられるが，成人ではBMIが一般的である。

(3) 体密度，体脂肪率，体脂肪量，除脂肪体重

上腕三頭筋皮下脂肪厚（上腕背側部皮下脂肪厚）と肩甲骨下部皮下脂肪厚は，体密度との相関が高い。両者の和から，成人では下記の計算式により体密度を算出する方法が提唱されている[6]。また体密度から，体脂肪率，体脂肪量，除脂肪体重が算出できる。

Column 標準体重（理想体重）

従来日本では，ブローカ・桂変法による日本人向けの簡易計算式：標準体重(kg)＝［身長(cm)－100］×0.9が広く用いられてきた。しかし，この方法は，低身長者や高身長者では体脂肪を反映しにくい，健康との関係について医学統計的な根拠がない，などの問題点があった。

このような状況を踏まえて，実際の体脂肪を反映しやすいBMIを用いて，疾病罹患率が最も低いBMI 22から標準体重を算出する方法が提唱された[5]。

小児では，学校保健統計調査に基づいて規定された性別，年齢別，身長別の標準体重が用いられている。

男性：体密度＝1.0913－0.00116×皮下脂肪厚の和
女性：体密度＝1.0897－0.00133×皮下脂肪厚の和
　　皮下脂肪厚の和＝上腕三頭筋皮下脂肪厚（mm）＋肩甲骨下部皮下脂肪厚（mm）

体脂肪率（％）＝（4.570÷体密度－4.142）×100
体脂肪量（kg）＝体重（kg）×体脂肪率（％）÷100
除脂肪体重（kg）＝体重（kg）－体脂肪量（kg）

　体脂肪率の評価については，表2-3に示すような判定法もあるが，男性で25％以上，女性で30％以上を肥満とするなどの判定法もあり，確立した判定基準はない。体組成測定器で計測された体脂肪率については，各機器製造社が体脂肪率判定表を作成している場合は，これにより判定する。

(4) ウエスト・ヒップ比

　腹囲(臍周囲径)と臀囲からウエスト・ヒップ比を求めることができる。

　　ウエスト・ヒップ比＝臍周囲径（cm）÷臀囲（cm）

　ウエスト・ヒップ比は，肥満の指標として皮下脂肪型と内臓脂肪型のどちらであるかを判定する際に用いられる。皮下脂肪型は，特に臀部や大腿部に脂肪がつきやすく，洋なし型，下半身肥満型とも呼ばれる。内臓脂肪型は，特に腹部に脂肪がつきやすく，りんご型，上半身肥満型とも呼ばれる。
　内臓脂肪型肥満は，代謝疾患，循環器系疾患などと相関が高く，肥満の中でも特に危険視されている。ウエスト・ヒップ比が男性は1.0以上，女性は0.8以上であると，内臓脂肪型の可能性が高いとされる。

(5) 上腕筋囲，上腕筋面積

　上腕三頭筋皮下脂肪厚（上腕背側部皮下脂肪厚）と同測定部位での上腕周囲長（上腕中間位における周囲長）から，上腕筋囲を求め，さらに上腕筋面積を算出することができる。上腕筋面積は，体の筋肉量と高い相関があり，体たんぱく質貯蔵量の指標として用いられる。

表2-3 体脂肪率による肥満の判定の一例

		軽度肥満	中等度肥満	高度肥満
男性	全年齢	20％～	25％～	30％～
女性	14歳以下	25％～	30％～	35％～
	15歳以上成人	30％～	35％～	40％～

資料）文献6

上腕筋囲，上腕筋面積とも，基準値（同年齢平均値）の80〜90％で軽度，60〜80％で中等度，60％以下で重度の栄養不良とされる。

上腕筋囲（cm）＝上腕周囲長（cm）－ π ×上腕三頭筋皮下脂肪厚（mm）÷10
上腕筋面積（cm^2）＝［上腕筋囲（cm）］^{2} ÷（4× π）
　なお，$\pi \fallingdotseq 3.14$

(6) 体表面積

体表面積は身体発育の1つの指標となる。体表面積は細胞外液量と相関があるので，化学療法での投薬量を体表面積から決定する。また，体表面積を用いて基礎代謝量を計算することもある。

体表面積の計算にはさまざまな方法があるが，日本人の実測値に基づいて改訂された式として，成人では下記の式が用いられている。体表面積は小数点以下二桁まで求める。標準的な体型であれば，計算値はおおむね1.00〜2.00の間に収まる。

体表面積（m^2）＝［体重（kg）］$^{0.444}$ ×［身長（cm）］$^{0.663}$ × 88.83÷10^4

> **体表面積の計算**
> 化学療法での投薬量の算出には，世界標準のDu Bois（デュボア）の式：体表面積（m^2）＝［体重（kg）］$^{0.425}$ ×［身長（cm）］$^{0.725}$ × 71.84÷10^4 を用いるのが望ましいとされる。

■ 参考文献

1) 日本生理人類学会計測研究部会編：人間科学計測ハンドブック，技報堂出版，東京（1998）
2) 小宮秀一，中尾武平：健康行動の科学 身体組成学－栄養・運動・健康－，技報堂出版，東京（2002）
3) 鈴木尚：人体計測－マルチンによる計測法－，人間と技術社，東京（1973）
4) 細谷憲政，岡田正，武藤泰敏，他：日本人の新身体計測基準値 JARD 2001，栄養評価と治療，**19**（増刊号）（2002）
5) 日本肥満学会編集委員会編：肥満・肥満症の指導マニュアル 第2版，医歯薬出版，東京（2001）
6) 長嶺晋吉編：講座・現代のスポーツ科学2 スポーツとエネルギー・栄養，大修館書店，東京（1995）

3章 標本を用いるマクロおよびミクロ解剖学の実習

1 実習の意義

　生体を理解するための重要なステップは，生体の中のどこに何があり，それらがどのような働きをしているのかを知ることである．

　このような知識は，図譜（アトラス）や教科書などからも得ることができるが，立体的な構造や相互の位置関係などを理解するためには，実際の人体，それが不可能な場合には，人体・臓器模型を観察することが一番である．

　本章では，骨格・筋肉・臓器の模型，組織標本のスケッチを通して，それらを入念に観察し，三次元的な構造を理解することを目指す．

2 人体・臓器模型と組織標本の観察

1 基礎知識

　2章の ②-1 基礎知識❶（p.18，19）を参照のこと．

2 器械・器具等

❶人体・臓器模型（口絵1）

　さまざまな人体・臓器模型があるので，スケッチ項目に合わせて選択する．

　模型はパーツごとに分解できるようになっているので，深部にある構造物を観察したいときには，適宜取り外して使用する．

❷組織標本（口絵2）

　固定した組織を薄切し，染色したものである．染色法には一般染色と特殊染色があるが，光学顕微鏡での組織の観察には，一般染色のヘマトキシリン・エオジン染色（HE染色）がよく用いられる．

　この染色では，細胞核や軟骨基質などはヘマトキシリンによって青紫色に染まり，細胞質，結合組織，赤血球などはエオジンによって赤～ピンク色に染まる．

　主要な組織の薄切標本（プレパラート）が1セットになったものがあるので，その中からスケッチ項目に合わせて選択する．

❸光学顕微鏡

　組織標本を観察するための光学顕微鏡を図3-1に示す．目の幅，左右の視力などが使用者により異なるため，使用前には以下のような調整を行う．

　　①主電源を入れ，調光つまみで光量を適当な明るさに調節する．
　　②レボルバー（回転板）を回して，10倍の対物レンズを光路に入れる．レボルバーはカチッと音がして固定されるまで回す．

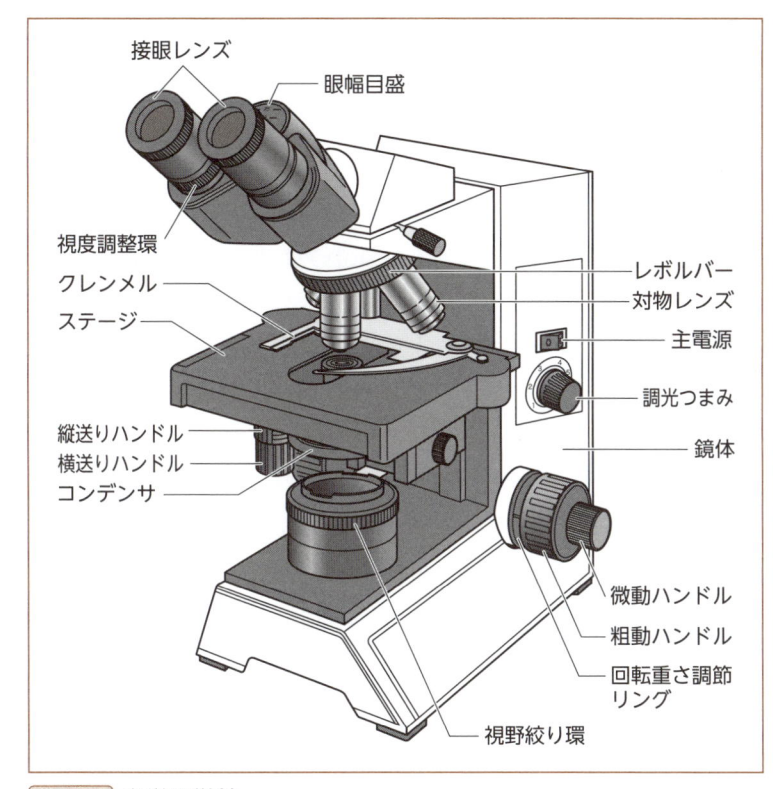

図3-1 光学顕微鏡

③ステージの上に標本(プレパラート)を置き,クレンメル(標本押さえ)で固定する。
④横送りハンドル,縦送りハンドルを回して,標本が光路に入るようにステージを移動させる。
⑤対物レンズの先端部分を横から見ながら粗動ハンドルを回し,標本が対物レンズに接触するかしないかの位置までステージを上げる。このとき,プレパラートが対物レンズと接触して割れることがないよう十分注意する。
⑥右目で右側の接眼レンズをのぞきながら粗動ハンドルを回してステージを下げ(誤ってステージを上げないように注意する),標本にピントを合わせる。だいたいのピントが合ったら,微動ハンドルで微調整する。
⑦次に左目で左側の接眼レンズをのぞき,左側接眼レンズの視度調整環のみを回して標本にピントを合わせる。
⑧接眼レンズの幅を目の幅に合うように調整する。
⑨使用する対物レンズを光路に入れ,観察に適した光量に再調光し,ピントを合わせる。
⑩コンデンサ(集光器)の開口絞りを調節して,コントラストを調整する。
⑪両目で標本を観察する。
⑫観察終了後は,標本をステージから取り外し,顕微鏡の主電源を切る。
⑬必要に応じて,レンズに付いた汚れをレンズクリーナーなどでふき取る。
　顕微鏡は重いので,鏡体部分を両手で持ち,壊さないように丁寧に扱う。

3 方法と手順

ケント紙（A4判）など厚手の紙に，鉛筆または色鉛筆を用いてスケッチする。

大型の模型をスケッチするときには，机を使えないこともあるので，画板など紙の下敷きになるものがあると便利である。図譜（アトラス）など，スケッチの名称記入の参考になる資料を各自で用意しておく。

1つの模型・標本をスケッチできる人数は限られるので，模型・標本の数，種類に応じて複数の班に分け，ローテーション（交代）する。模型・標本の数，種類は，実習の時間数に応じて適宜選択する。

❶骨格，筋肉，臓器などの観察（マクロ解剖学）

人体・臓器模型を観察しながらスケッチを行い，次いで図譜（アトラス）等の資料を参考にしながらスケッチした構造物の名称を記入する（例：図3-2）。

骨格標本，筋肉標本など，一方向のみでは観察したい構造物が全て見えない場合は，前後二方向からスケッチを行う。浅部，深部の構造物が重なり合っている場合は，模型のパーツを適宜外して，観察したい構造物がよく見えるようにする。

模型によっては，複数の器官が組み合わさっているものもあり，人体内部でそれらがどのような位置関係にあるのかがわかるようにスケッチを行う（例：図3-2では，血管系，心臓，呼吸器系，消化器系の一部が含まれている）。

模型全体の細部にわたるスケッチには大変時間がかかるため，あらかじめスケッチすべき構造物を選定・列挙しておくとよい。

以下に，いくつかの臓器模型の例を示す。

(1) 骨格系（図3-3）

①頭蓋：頭部の骨で，頭蓋骨と顔面骨に分けられる。全部で15種23個ある。頭蓋骨には，前頭骨，頭頂骨，後頭骨，側頭骨，蝶形骨などがある。顔面骨には，上顎骨，下顎骨，頰骨などがある。

②脊柱：身体の背部正中を上下に連なる椎骨の集まりである。上から，頸椎（7個），胸椎（12個），腰椎（5個），仙骨（仙椎5個が癒合したもの），尾骨（尾椎3～5個が癒合したもの）からなる。

③胸郭：胸椎（12個）に連結する12対の肋骨と，前面正中にある1個の胸骨からなる。肋骨の先端は肋軟骨となり，胸骨に連なる。

④上肢：上肢帯と自由上肢骨からなり，64個（32対）の骨で構成される。上肢帯は，自由上肢骨を体幹に連結させる骨で，肩甲骨と鎖骨からなる。自由上肢骨は，上腕骨，橈骨，尺骨，手根骨（8個），中手骨（5個），指骨（14個）からなる。

⑤下肢：下肢帯と自由下肢骨からなり，62個（31対）の骨で構成される。下肢帯は，自由下肢骨を体幹に連結させる骨で，腸骨，坐骨，恥骨の3つの骨が癒合した寛骨である。自由下肢骨は，大腿骨，膝蓋骨，脛骨，腓骨，足根骨（7個），中足骨（5個），指骨（14個）からなる。

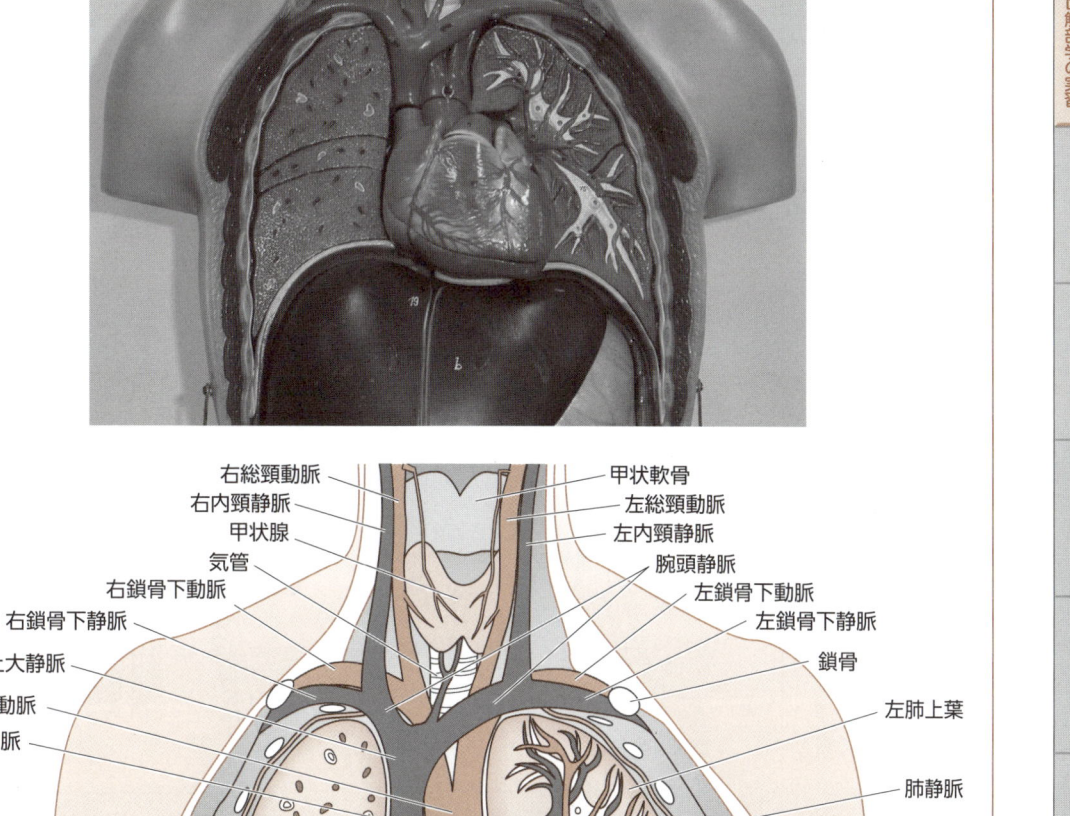

図3-2 胸部模型（上）とスケッチ（下）
（胸部模型：（株）京都科学）

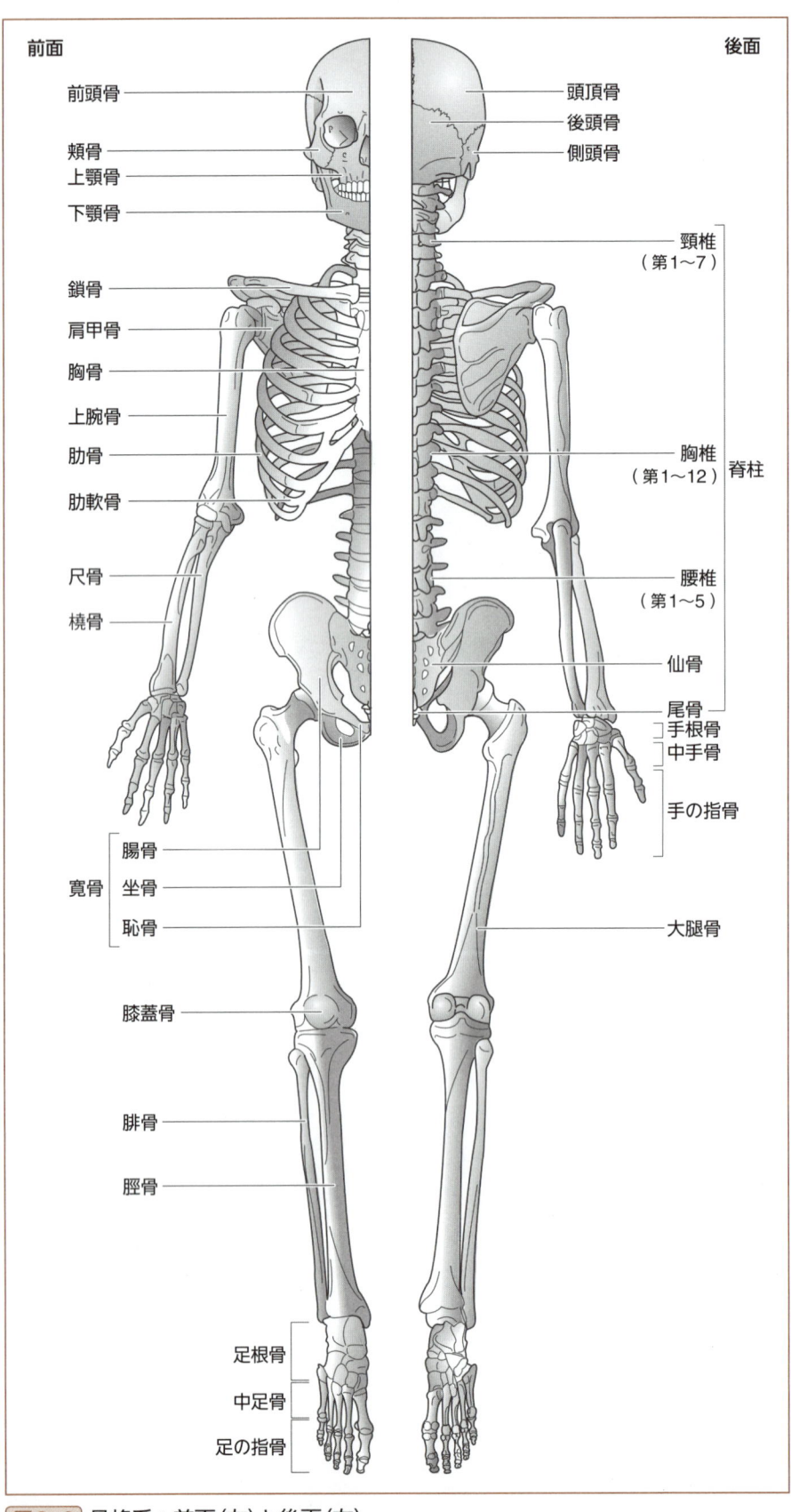

図3-3 骨格系：前面(左)と後面(右)

(2) 筋肉系(図3-4)
　①頭部：浅部の顔面筋(表情筋)群(前頭後頭筋，眼輪筋，口輪筋など)と，深部の咀嚼筋群(咬筋，側頭筋，内側翼突筋，外側翼突筋)がある。
　②頸部：浅頸筋・側頸筋群(広頸筋，胸鎖乳突筋)，前頸筋群(舌骨につく筋)，後頸筋群(頸椎前面の筋)がある。
　③背部：浅背筋群(僧帽筋，広背筋，大・小菱形筋，肩甲挙筋)と，深背筋群(固有背筋群など)がある。
　④胸部：浅胸筋群(大胸筋，小胸筋，前鋸筋，鎖骨下筋)と深胸筋群(内肋間筋，外肋間筋など)，横隔膜がある。
　⑤腹部：前腹筋群(腹直筋など)，側腹筋群(外腹斜筋，内腹斜筋など)，後腹筋群(腰椎両側にある筋：腰方形筋など)がある。
　⑥上肢：上肢帯の筋(三角筋，肩甲下筋，小円筋，大円筋，棘上筋，棘下筋)，上腕の筋(上腕二頭筋，上腕三頭筋，上腕筋，烏口腕筋，肘筋)，前腕の筋(橈側手根屈筋，尺側手根屈筋，長橈側手根伸筋，尺側手根伸筋，腕橈骨筋など)，手の筋からなる。
　⑦下肢：下肢帯の筋(大殿筋，中殿筋，小殿筋，大腿筋膜張筋など)，大腿の筋(縫工筋，大腿四頭筋，大腿二頭筋，半腱様筋，半膜様筋など)，下腿の筋(下腿三頭筋(腓腹筋，ヒラメ筋)，前脛骨筋，長指伸筋など)，足の筋からなる。

(3) 血管系(図3-2，図3-5)
　①体循環系・動脈：左心室から出る大動脈が，上行大動脈，大動脈弓，下行大動脈となる。下行大動脈は，胸部の胸大動脈，腹部の腹大動脈に分けられる。
　　上行大動脈からは，心臓に分布する左右の冠状動脈が出る。
　　大動脈弓からは，頭部に向かう総頸動脈，上肢へ向かう鎖骨下動脈が分岐する(右総頸動脈，右鎖骨下動脈は，腕頭動脈を経て分岐する)。総頸動脈は，内頸動脈，外頸動脈に分かれる。鎖骨下動脈は，腋窩部で腋窩動脈，上腕部で上腕動脈となり，前腕部で橈骨動脈と尺骨動脈に分岐する。
　　下行大動脈は，胸部，腹部に多くの枝を出し，下腹部で左右の総腸骨動脈となる。総腸骨動脈は，外腸骨動脈，内腸骨動脈に分かれ，外腸骨動脈は，大腿部で大腿動脈，下腿部で前脛骨動脈，後脛骨動脈となる。
　②体循環系・静脈：右心房に戻る静脈は，上大静脈と下大静脈である。横隔膜から上の上半身の血液は上大静脈に，下半身からの血液は下大静脈に集まる。
　　頭部からの血液は，主として内頸静脈を通り，上肢からの鎖骨下静脈と合わさって腕頭静脈となり，上大静脈に注ぐ。
　　下肢からの血液は，主として大腿静脈から外腸骨静脈，総腸骨静脈を経て下大静脈に注ぐ。胃から直腸までの消化管，膵臓，胆嚢，脾臓からの静脈血は，門脈に集まり，肝臓を経て肝静脈から下大静脈に注ぐ。
　③肺循環系：右心室から出た静脈血は，肺動脈を通り，肺門から左右の肺に入る。肺で酸素を取り込んだ動脈血は，肺静脈を通って左心房に戻る。

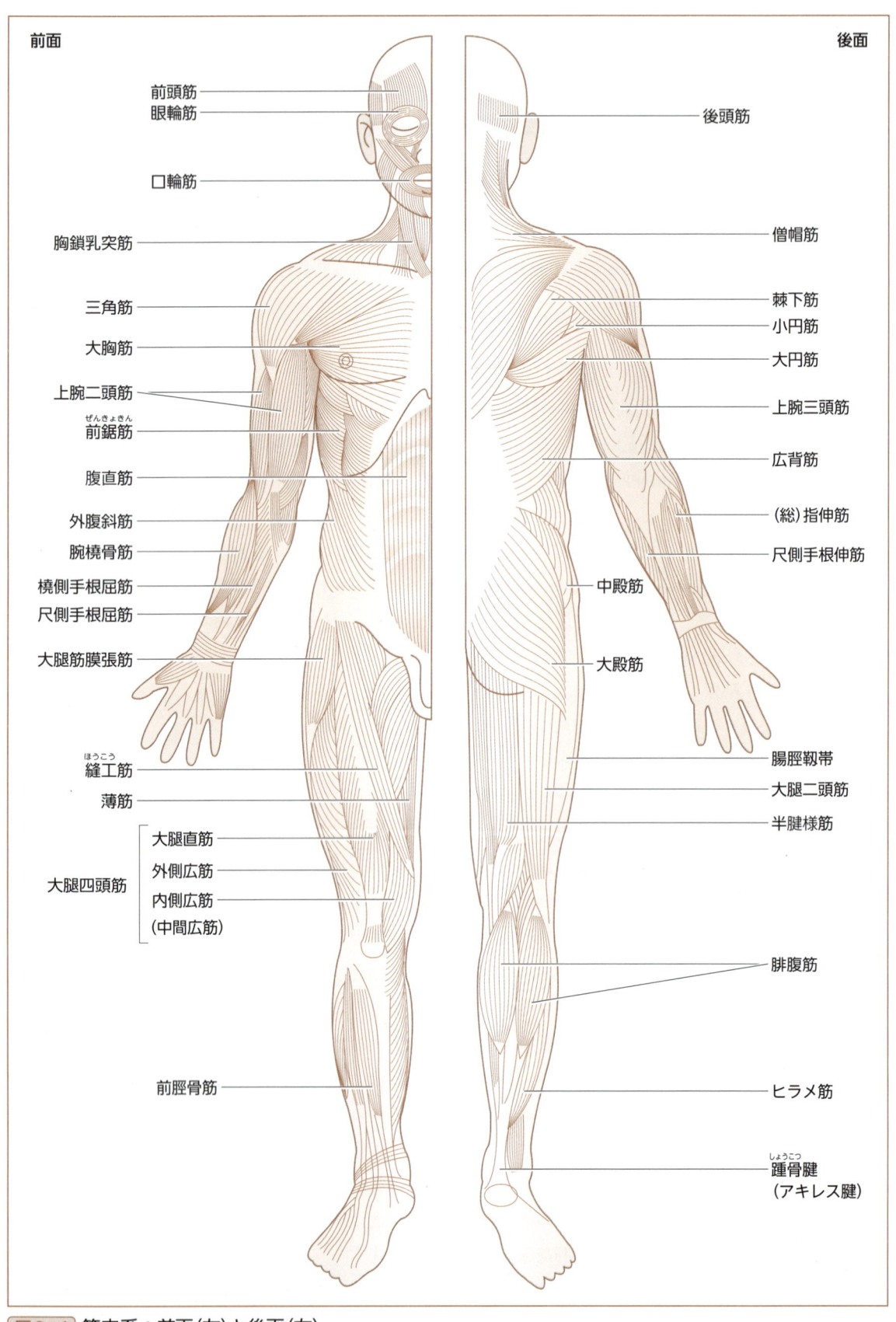

図3-4 筋肉系：前面(左)と後面(右)

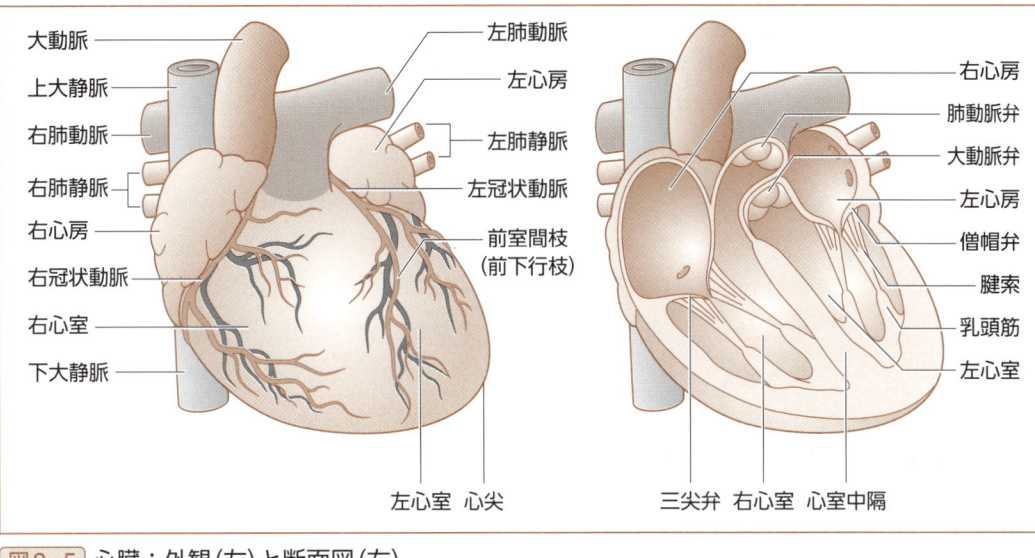

図3-5 心臓：外観（左）と断面図（右）

(4) 心臓（図3-2，図3-5）

　心臓は，左右の肺に挟まれた胸腔内にある。左右の心房と心室からなる4つの部屋に分かれており，心房間は心房中隔，心室間は心室中隔で仕切られている。

　心房と心室の間には房室弁があり，右心房と右心室の間の弁を三尖弁，左心房と左心室の間の弁を僧帽弁という。右心室から肺動脈への出口には肺動脈弁，左心室から大動脈への出口には大動脈弁がある。

　血液は上・下大静脈から右心房に流れ込み，右心室を通って，肺動脈へ流れる。肺を経由して戻ってきた血液は，肺静脈から左心房に流れ込み，左心室を通って大動脈へ流れ出る。

　心臓を養う冠状動脈は，上行大動脈の根本から左右2本が分岐する。左冠状動脈は，前室間枝（前下行枝）と回旋枝に分かれる。心臓からの静脈は，冠状静脈洞に集まり，右心房に開口する。

(5) 呼吸器系（図3-2）

　①気道：上気道（鼻腔，咽頭，喉頭）と下気道（気管，気管支）に分けられる。
　　　食道の前を縦に走る気管は，第4〜5胸椎の高さで左右の主気管支に分かれる。左側には心臓があるため，左主気管支は右主気管支よりも細く，分岐の角度が大きい。

　②肺：胸腔内に左右一対あり，右肺は上葉，中葉，下葉，左肺は上葉，下葉に分かれる。内側の肺門からは，主気管支，肺動脈，肺静脈が出入りする。分岐を繰り返した気管支は最終的に肺胞に達し，ここでガス交換が行われる。

(6) 消化器系（図3-6）

　①口腔・咽頭：消化管の入口を口腔といい，食物の咀嚼が行われる。口腔は咽頭を経て食道に連なる。

②食道：咽頭と胃をつなぐ長さ約25cmの筋性の管。気管の後方を通って下がり，横隔膜を貫いて胃につながる。

③胃：横隔膜の直下，左寄りに位置する袋状の構造物。食道とつながる部分を噴門，十二指腸につながる部分を幽門という。

④小腸：全長6〜7m（生体では約3m）の管状の器官。十二指腸，空腸，回腸からなる。

⑤大腸：小腸から続く長さ約1.5mの管状の器官。回腸との接続部を盲腸といい，虫垂がつく。盲腸から先は，上行結腸，横行結腸，下行結腸，S状結腸，直腸と続く。

⑥肛門：消化管の出口で，内肛門括約筋（不随意筋）と外肛門括約筋（随意筋）で閉じられている。

⑦肝臓：横隔膜の直下，右腹部にある臓器で，右葉と左葉に分けられる。肝臓の下面には，肝臓から出る肝管，肝臓に入る門脈，固有肝動脈が集まる肝門がある。

　肝管は，肝臓で産生される胆汁を集めて排出する管で，左右の肝管が合わさって総肝管となる。総肝管は，胆嚢に連なる胆嚢管と合流して総胆管となり，膵臓の主膵管とともに十二指腸に開口する。

　門脈は，胃から直腸までの消化管，膵臓，胆嚢，脾臓からの静脈血を肝臓に運び，固有肝動脈は，肝臓を養う動脈血を運ぶ。

⑧胆嚢：胆嚢は，肝臓下面に位置する袋状の構造物で，胆汁を一時的に蓄えて濃縮する。肝臓で作られた胆汁は，総肝管から胆嚢管を通って胆嚢に入り，再び胆嚢管を通って総胆管に流れ出る。

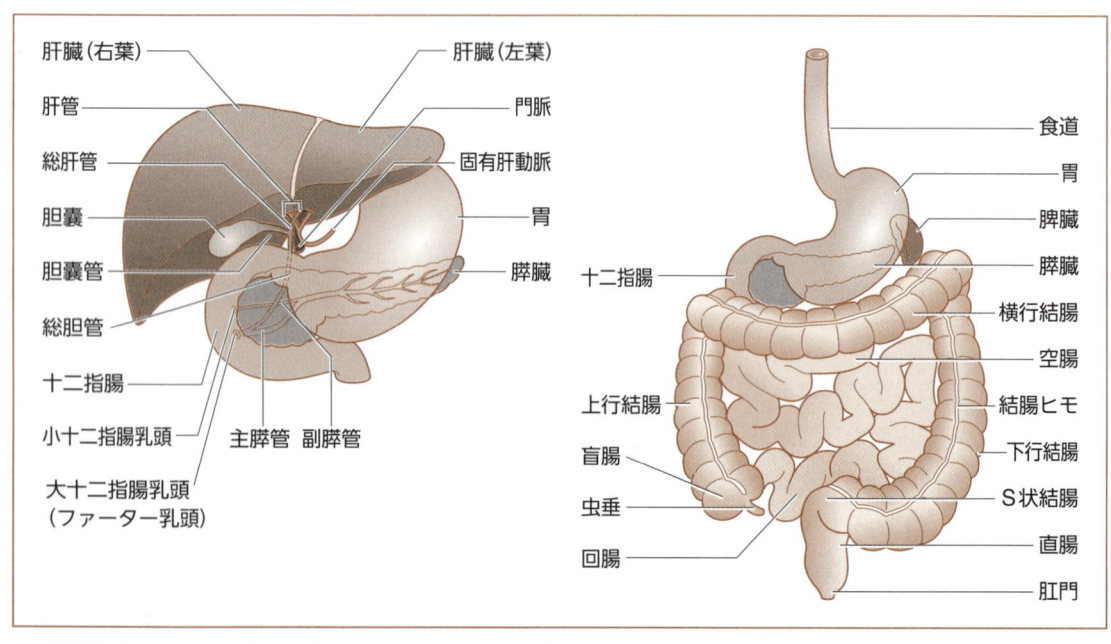

図3-6　消化器系：肝臓・胆嚢・膵臓（左）と消化管（右）

⑨膵臓：胃の後方にある横長の器官で，膵液を分泌する外分泌腺と，ホルモンを分泌する内分泌腺(ランゲルハンス島と呼ばれる)が混在している。

膵液は，主膵管と副膵管から十二指腸に排出され，その出口のふくらんだ部分を十二指腸乳頭という(主膵管の出口部分は，ファーター乳頭ともいう)。

(7) 泌尿器系(図3-7)
①腎臓：腰部背側にあるソラマメ状の形をした器官で，右腎は肝臓があるため，左腎よりやや低い位置にある。内側のくぼんだ部分を腎門といい，腎動脈，腎静脈，尿管が出入りする。腎臓の上部には副腎がある。

腎臓の断面を見ると，外層の皮質と内層の髄質に分けられる。皮質には主として腎小体，髄質には尿細管・集合管が集まっている。髄質は，腎門に向かって円錐状に配列しており，集められた尿は腎盂を経て尿管に流出する。
②尿管：腎臓と膀胱をつなぐ一対の管である。
③膀胱：恥骨結合の後方にある袋状の器官で，尿を一時的に蓄えておく機能をもつ。後部には左右の尿管口が開き，前部に内尿道口がある。内尿道口は，膀胱括約筋によって閉じられている。
④尿道：膀胱内の尿を体外に排出する管で，女性では膣前庭に開き，男性では陰茎を貫く。

(8) 神経系(図3-8)
中枢神経系(大脳，間脳，中脳，橋，延髄，小脳，脊髄)と末梢神経系(脳神経12対，脊髄神経31対)からなる。
①大脳：左右の大脳半球からなり，脳の大部分を占める。前頭葉，頭頂葉，側頭葉，後頭葉に分けられる。左右の大脳半球は，深部にある脳梁で連絡して

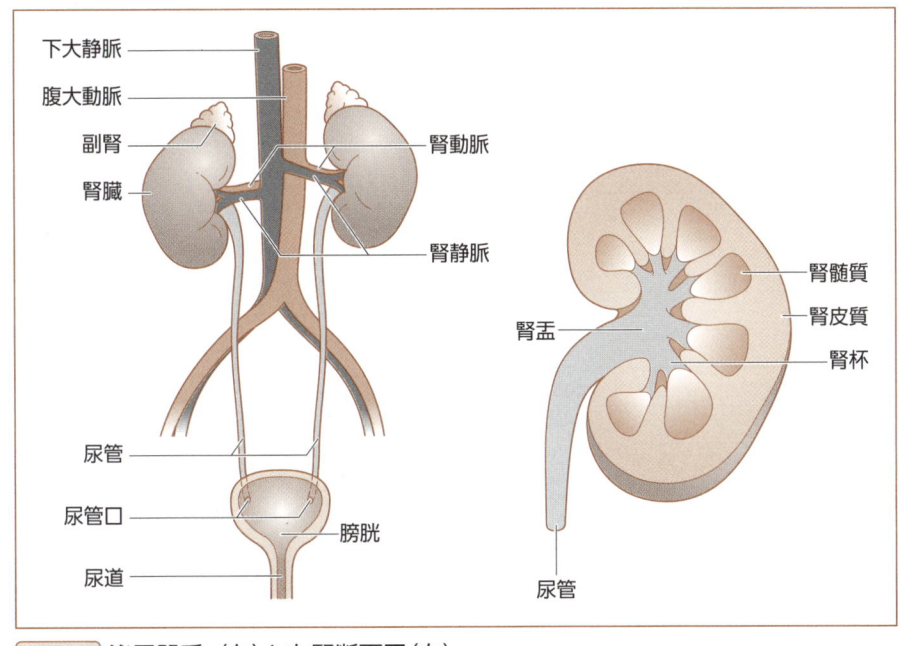

図3-7 泌尿器系（左）と左腎断面図（右）

いる。大脳の表面には多くの溝があり，前頭葉と頭頂葉との境を中心溝，頭頂葉と側頭葉との境を外側溝，頭頂葉と後頭葉との境を頭頂後頭溝という。

②間脳：大脳と中脳の間にある部分。視床とその下にある視床下部からなる。

③中脳・橋・延髄：この3つの領域を合わせて脳幹という。間脳に近い方から，中脳，橋，延髄と並んでおり，延髄の下部で頭蓋骨を出て脊髄に連なる。第Ⅲ〜Ⅻ脳神経が出入りし，多くの神経核がある。

④小脳：橋と延髄の背側にあり，小脳脚で中脳・橋・延髄とつながっている。左右の小脳半球と，中央の虫部からなり，表面には多数の溝がある。

⑤脊髄：脊柱管の中を通り，延髄に近い方から，頸髄，胸髄，腰髄，仙髄に分けられる。脊髄神経が出入りし，頸髄，腰髄の部分は，特に上肢，下肢と連絡する多くの神経細胞が集まり，太くなっている。

⑥末梢神経：脳に出入りする12対の脳神経（嗅神経，視神経，動眼神経，滑車神経，三叉神経，外転神経，顔面神経，内耳神経，舌咽神経，迷走神経，副神経，舌下神経）と，脊髄に出入りする31対の脊髄神経（頸神経8対，胸神経12対，腰神経5対，仙骨神経5対，尾骨神経1対）からなる。

　これらの神経には，運動神経線維と知覚神経線維が含まれており，また体性神経と自律神経が混在している（単独のものもある）。

❷光学顕微鏡による組織標本の観察（ミクロ解剖学）

　標本面に触らないよう注意しながらプレパラートを取り出し，カバーガラスのかかっている面を上にして顕微鏡のステージ上にセットする。

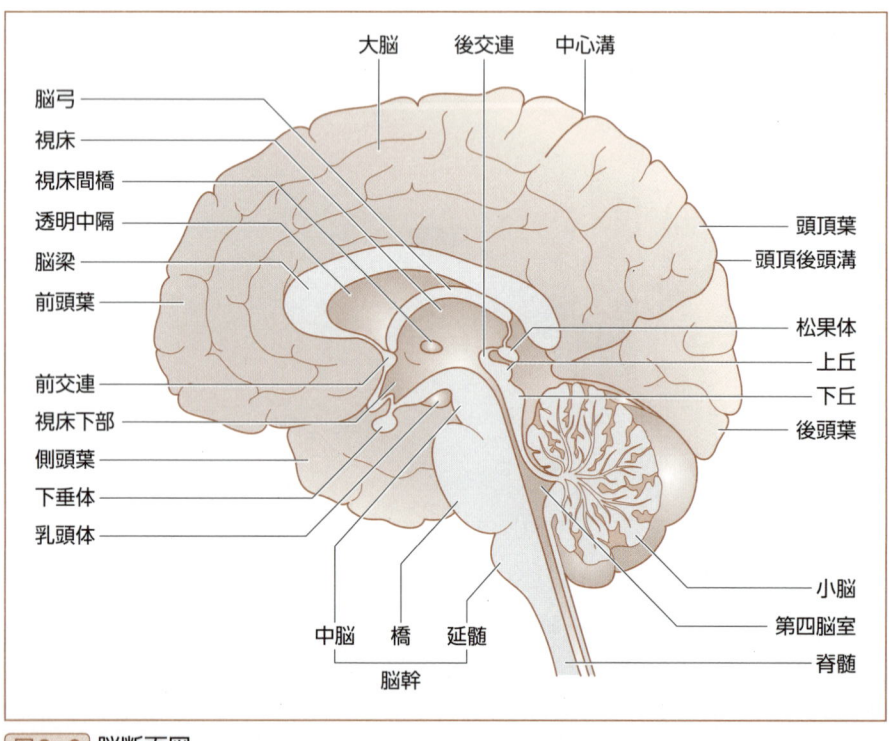

図3-8 脳断面図

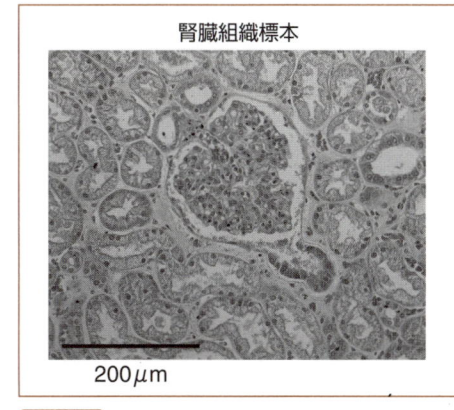

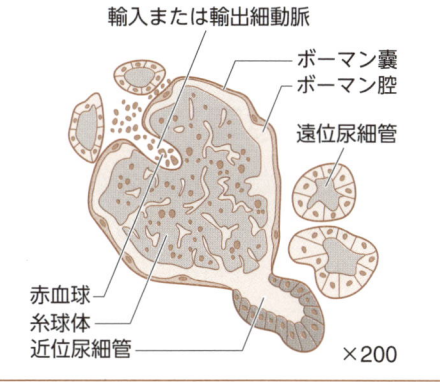

図3-9 腎臓組織標本（左）とスケッチ（右）（腎臓組織標本：（株）京都科学）

　まず，4倍（×4）〜10倍（×10）の対物レンズを光路に入れ，スケッチする構造物がよく観察できる場所を選び，全体像をスケッチする。

　次いで，20倍（×20）〜40倍（×40）の対物レンズを光路に入れ，構造物を拡大してスケッチする（例：図3-9）。

　視野の全てをスケッチすると大変時間がかかるので，対象とする構造物およびその周囲にとどめてスケッチするとよい。スケッチした構造物に名称を記入し，倍率またはスケール（目安となる目盛）を記載する。対物レンズが40倍ならば，10倍の接眼レンズと合わせて，倍率は400倍（×400）となる。

　なお，構造物を探す際，高倍率で視野を見ながら標本をあちこち動かすと，乗物酔いのように気分が悪くなることがあるので注意する。

4 結果の整理

　スケッチそのものが実習の要であるが，発展的な学習につなげるためには，以下のような項目を加えてもよい。
　①スケッチしたものに関する疑問点と，それについて各自調べたことを記載する。
　②スケッチした構造物の機能について，各自調べたことを記載する。
　③スケッチした構造物の名称を図に書き込むような確認テストを行う。

■ 参考文献
1）三井但夫，嶋井和世，安田健次郎，他改訂：新版岡嶋解剖学，杏林書院，東京（1997）
2）越智淳三訳：解剖学アトラス，文光堂，東京（1984）
3）山田英智監訳：図解解剖学事典，医学書院，東京（1984）
4）高橋長雄監修：からだの地図帳，講談社，東京（2007）

4章 運動負荷法

1 実習の意義

　一般に，栄養状態や生理機能を判定するための諸検査・測定は，暑くもなく寒くもない環境のもと，早朝・空腹・安静条件下で実施される場合が多い。しかし，このような条件下での生活は，1日24時間のうちでわずかな時間を占めるにすぎない。

　したがって，動的状態での生理機能について学修することが必要であり，そのための有効な手段として運動負荷を挙げることができる。バイタルサインやエネルギー代謝の測定では，運動負荷時の変動を知ることがとりわけ重要である。

2 各種の運動負荷方法

1 基礎知識

　運動を負荷しながら測定を行う場合には，身体の移動がないか，移動がある場合にはその程度が少ないことが求められる。運動終了後に測定を行う場合には，身体の移動の程度が大きくなってもよい。なお，運動負荷テストは，実験室内で行われるものをラボラトリー・テスト，実験室以外の場所で行われるものをフィールド・テストと呼ぶ。

2 器械・器具等

❶身体の移動を伴わない方法

　身体の移動を伴わない方法では，種々の測定を行いやすい反面，比較的高価な装置が必要となる。

　(1) **自転車エルゴメーターを用いる方法**

　　自転車エルゴメーター(図4-1)は，ブレーキ抵抗の調整による負荷強度の調節が可能な固定式自転車であり，負荷強度と回転数から仕事量を正確に把握できる特徴を有する。

　　トレッドミル(図4-2)に比べると，安価で運搬しやすい一方で，測定部位が脚部に依存するところが大きく，必ずしも全身運動を行えないのが難点である。その反面，上体が固定されるために種々の測定を行いやすく，一般的な運動負荷検査には十分であり，広く普及している。

　　ペダルが1回転することにより，車輪は6m移動する。ブレーキ抵抗の単位はキロポンド(kp)である。1kpは，正常な重力加速度のもとで1kgの質量に作用する力である。仕事量は，負荷(kp)× 6m×回転数で表すことができる。

　　例えば，2kpの負荷で毎分60回転の運動を行う場合の仕事量は，

$$2kp × 6m/回転 × 60回転/分 = 720kpm/分 (720kgm/分)$$

図4-1 自転車エルゴメーター

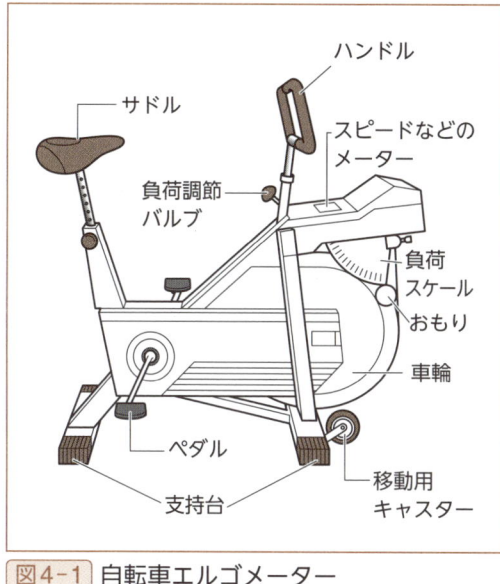

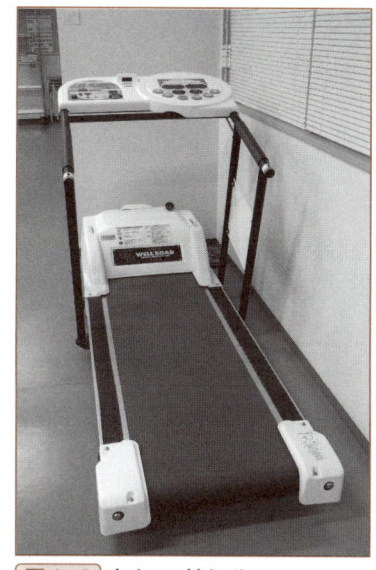

図4-2 トレッドミル
（竹井機器工業(株)）

となる．また，以下のような単位の換算ができる．

$$1\ \text{watt} = 6\ \text{kgm/分} \qquad 1\ \text{kgm} = 0.002343\ \text{kcal}$$

ただし，仕事量はそのままエネルギー消費量になるわけではない（9章，p.94参照）．

(2) トレッドミルを用いる方法

　トレッドミル（図4-2）は，速度および角度の調節が可能なベルトコンベアーであり，被験者はベルトの上を回転とは反対方向へ移動する．

　自転車エルゴメーターに比べると，全身運動を行える一方で，高価で運搬しにくい難点がある．また，種々の測定を行うためには，ある程度回数を重ねて馴れる必要がある．水中用の装置としては，**スウィムミル**がある．

❷身体の移動を伴う方法

　身体の移動を伴う方法では，種々の測定を行いにくい反面，安価で一度に多人数を対象に測定できる．

(1) 踏台または階段を用いる方法

　踏台を用いる方法には，1段を利用する方法（例：踏台昇降運動など），2段を利用する方法（例：マスターの2階段負荷試験）などがある．

　これらは，一般に循環器系の検査に用いられることが多く，肺機能やエネルギー代謝の測定にはあまり用いられないが，前記の自転車エルゴメーターやトレッドミルがない場合には有用である（p.48，Column参照）．

(2) 歩行路（走行路）を用いる方法

　直接的な測定を行う場合には，小規模（1周100m程度）の歩行路（走行路）が用いられる．図4-3（A〜C）に100mを単位とする3種類の例を示したが，片道

> **スウィムミル**
> 流水速度の調節が可能なプールで，被験者が流水に逆らって泳ぐ特殊な装置である．

50mを折り返す方法ならば屋内でもセットが可能である。また，12分間走などの間接的な測定を行う場合には，例えば1周400mのトラックが用いられる。

3 方法と手順

運動は，基本的には**定常状態**（図4-4）を得られる場合と得られない場合に分類される。一般的には，定常状態を得られる方法で少なくとも3～4分間の運動を行い，最後の1～2分間または終了後に測定（例えば，呼気の採集，心拍数（脈拍数）や血圧の測定）を実施することが多い（図4-5）。

4 結果の整理

バイタルサインやエネルギー代謝の測定については，それぞれ5章，9章を参照されたい。ここでは，1周100mのトラックで5分間のペースウォーキング・ランニングを行う場合の脈拍数記録用紙（例）を紹介する（図4-6）。

周回数は，分速60mで3周，80mで4周，100mで5周，200mで10周となり，きりのよい測定を行うことができる。

> **定常状態**
> 運動に必要な酸素量と実際に摂取している酸素量が等しく，有酸素性機構でのみエネルギーを産生している状態で，運動強度が低い場合に成立する。

Column　マスターの2階段負荷試験

「2段の階段を上って下りる」を5歩で行い，1回と数える。5歩目で回れ右をして昇降を繰り返す運動負荷試験で，その前後に心電図を記録する。1分30秒間のテストをシングル，3分間のテストをダブルと呼ぶ。昇降の回数は，表のように年齢と体重で決められている。ダブルでは，表の2倍の回数を行う。

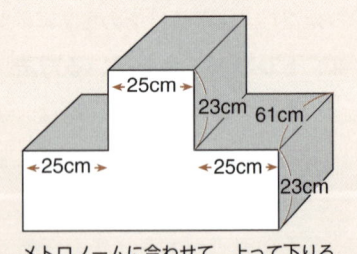

メトロノームに合わせて，上って下りる

表　マスターの2階段負荷試験の回数　(回)

		20～24	25～29	30～34	35～39	40～44	45～49	50～54	55～59	60～64	65～69
体重45～49(kg)	男性	28	28	27	26	25	25	24	23	22	22
	女性	26	26	25	24	23	22	21	20	19	18
50～53(kg)	男性	27	27	26	25	25	24	23	23	22	21
	女性	24	24	23	22	21	20	19	19	18	17
54～58(kg)	男性	26	27	26	25	24	23	22	22	21	20
	女性	23	23	22	21	20	19	19	18	17	16
59～63(kg)	男性	25	26	25	24	23	23	22	21	20	20
	女性	22	22	21	20	19	19	18	17	16	16
64～67(kg)	男性	24	25	24	24	23	22	21	20	20	19
	女性	21	20	20	19	19	18	17	16	16	15
68～72(kg)	男性	24	25	24	23	22	21	20	20	19	19
	女性	20	19	19	18	18	17	16	16	15	14

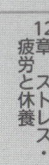

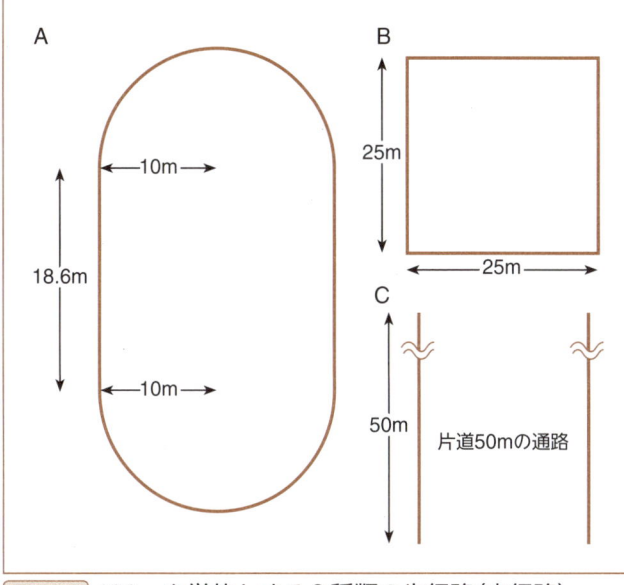

図4-3 100mを単位とする3種類の歩行路(走行路)

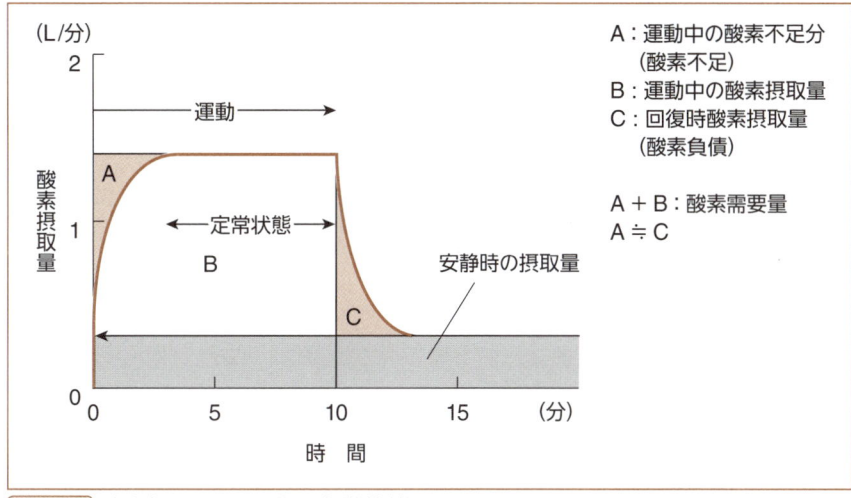

図4-4 酸素摂取量と運動の定常状態

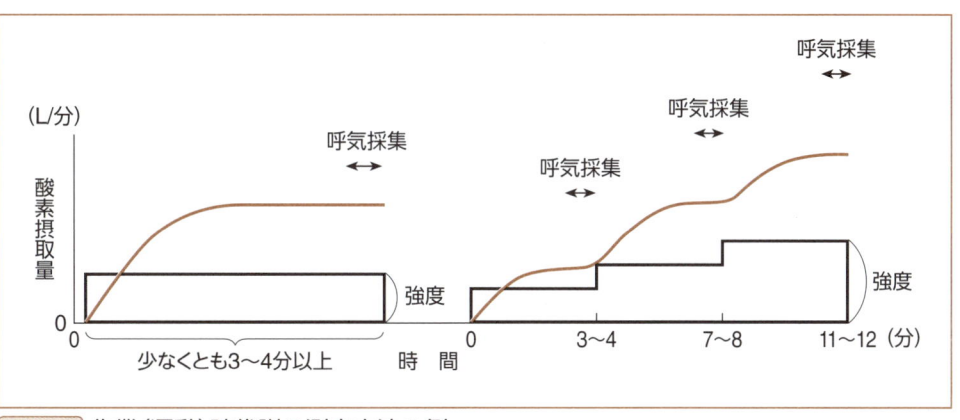

A：運動中の酸素不足分（酸素不足）
B：運動中の酸素摂取量
C：回復時酸素摂取量（酸素負債）

A＋B：酸素需要量
A≒C

図4-5 作業(運動)時代謝の測定方法の例

ペースウォーキング・ランニング時の脈拍数記録用紙（10秒間）

氏名＿＿＿＿＿＿＿＿

安静（座位）：60秒＿＿＿＿拍　　安静（立位）：60秒＿＿＿＿拍

60m/分　　＿＿＿＿拍
80m/分　　＿＿＿＿拍
100m/分　　＿＿＿＿拍
120m/分　　＿＿＿＿拍
140m/分　　＿＿＿＿拍
160m/分　　＿＿＿＿拍
180m/分　　＿＿＿＿拍
200m/分　　＿＿＿＿拍

ペースウォーキング・ランニングの100mごとのラップ表

	100m	200m	300m	400m	500m	600m	700m	800m	900m	1,000m
60m/分	1'40"0	3'20"0	5'00"0							
80m/分	1'15"0	2'30"0	3'45"0	5'00"0						
100m/分	1'00"0	2'00"0	3'00"0	4'00"0	5'00"0					
120m/分	50"0	1'40"0	2'30"0	3'20"0	4'10"0	5'00"0				
140m/分	42"9	1'25"7	2'08"6	2'51"4	3'34"3	4'17"1	5'00"0			
160m/分	37"5	1'15"0	1'52"5	2'30"0	3'07"5	3'45"0	4'22"5	5'00"0		
180m/分	33"3	1'06"7	1'40"0	2'13"3	2'46"7	3'20"0	3'53"3	4'26"7	5'00"0	
200m/分	30"0	1'00"0	1'30"0	2'00"0	2'30"0	3'00"0	3'30"0	4'00"0	4'30"0	5'00"0

図4-6　ペースウォーキング・ランニング時の脈拍数記録用紙（例）

■ 参考文献
1) 体育科教育研究会編：体育学実験・演習概説，大修館書店，東京(1979)
2) 高橋徹三，山田哲雄：新栄養士課程講座　運動生理学，建帛社，東京(2005)
3) 金井泉原著，金井正光編著：臨床検査法提要改訂第31版，金原出版，東京(1998)

5章 バイタルサイン

1 実習の意義

1-1 血圧

> **バイタルサイン**
> 血圧，心拍数，体温，呼吸数などの生命徴候。

　血圧とは，血液が動脈壁を押す圧力(動脈内圧)のことである。血圧の調節中枢は，脳幹の延髄に存在する。

　心室が収縮したとき，血圧は最高となり，これを収縮期血圧(最高血圧)という。また，心室が弛緩したとき，血圧は最低となり，これを拡張期血圧(最低血圧)という。収縮期血圧と拡張期血圧の差を脈圧という。

　血圧は，心拍出量と血管の収縮状態(総末梢血管抵抗)の積で決定する。

血圧＝心拍出量 × 総末梢血管抵抗

　血圧は，高過ぎても低過ぎても支障を来す。血圧が高過ぎる場合は，心血管系に臓器障害を来すおそれがある。心疾患系の予防と改善を目的として，高血圧治療が行われるが，血圧を測定し管理することは重要な手段である。一方，血圧が低過ぎる場合は，血液循環，腎臓で血液を濾過して尿を生成する機能，毛細血管領域での物質交換に支障を来す。

　したがって，正しい血圧値や測定方法の知識は，血圧管理を通した健康の維持および血圧治療において意義がある(表)。

　大動脈や頸動脈洞には，血圧を感知する圧受容器があり，動脈壁の伸張を感知している。圧受容器は延髄にその情報を伝え，心拍と血管に変化をもたらすことで血圧の調節をしている。

　体内の血液は，重力の影響を受ける。そのため，心臓よりも高い位置の組織には血液は流れにくく，心臓よりも低い位置の組織には血液が流れやすくなる。したがって，姿勢の変化が血流の変化をもたらし，圧受容器を介して延髄にその情報が伝えられ，血液が再配分される。

表 成人における血圧値の分類 (mmHg)

	分類	収縮期血圧		拡張期血圧
正常域血圧	至適血圧	<120	かつ	<80
	正常血圧	120-129	かつ/または	80-84
	正常高値血圧	130-139	かつ/または	85-89
高血圧	Ⅰ度高血圧	140-159	かつ/または	90-99
	Ⅱ度高血圧	160-179	かつ/または	100-109
	Ⅲ度高血圧	≧180	かつ/または	≧110
	(孤立性)収縮期高血圧	≧140	かつ	<90

資料)文献3

1-2 脈拍数

脈拍の測定は，人体の循環状態を知ることができる簡便かつ重要な臨床検査方法である．これにより，頻脈性不整脈(脈が速い)，徐脈性不整脈(脈が遅い)などを知ることができる(不整脈の発見には，心電図を用いる)．

脈拍は，橈骨動脈のほかに，浅側頭動脈，総頸動脈，上腕動脈，大腿動脈，膝窩動脈，後脛骨動脈，足背動脈でも触れることができる(図5-1)．

これらの部位の脈拍の強さ・左右差などを測定することによって，血管が閉塞している部位を知ることもできる．

1-3 体温

体温は，視床下部の体温調節中枢によってある一定範囲に保たれているが，個人差もあるため，一定の時間帯に測定した健常時の体温を知っておくことは重要である．

発熱は，病原体の侵入に対する生体反応の一種として起こるほかに，がん，アレルギー反応，中枢神経系の損傷などでも起こり得る．

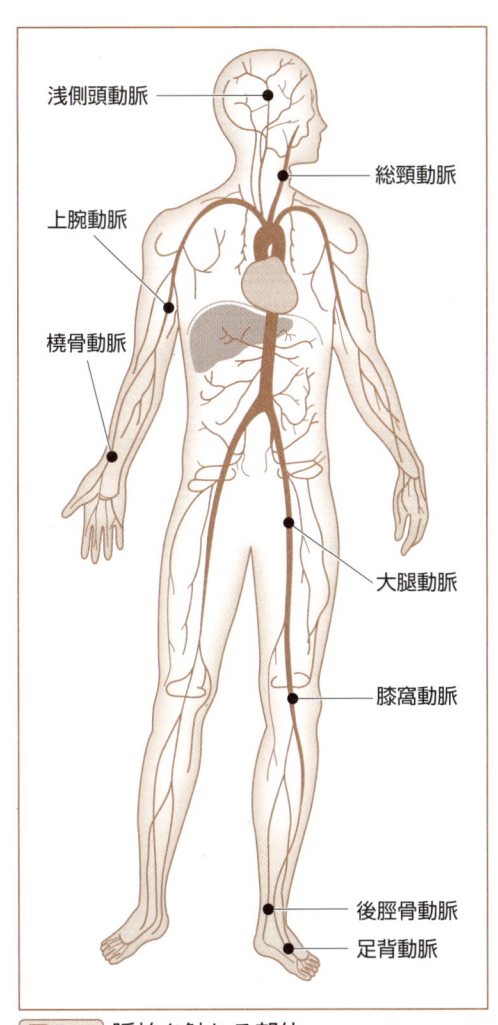

図5-1 脈拍を触れる部位

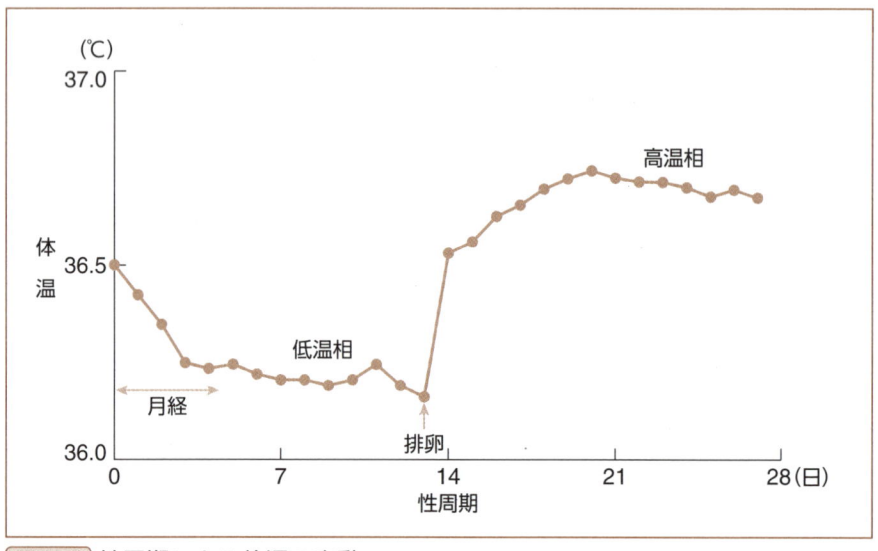

図5-2 性周期による体温の変動

　成熟女性では，性周期とともに体温が変動する。排卵前の卵胞期（月経期と増殖期）が低温相で，排卵後の黄体期（分泌期）になると高温相となる（図5-2）。これを基礎体温と呼び，排卵の有無を判断する材料となる。

　運動は，生体にさまざまな変化を引き起こす。健常人では問題のない変化であっても，体調不良時，疾病や障害によっては，それを悪化させるおそれがある。そのため，運動が制限される場合も少なくない。したがって，運動によるバイタルサインの変化を観察し，その影響を理解することは重要である。

　外部環境温度が変化しても，生体の内部環境は一定の範囲となるよう維持されている。長時間の寒冷や高温環境下では，低体温や高体温となるが，短時間では外部環境温度の変化に応じて体温が変化することはない。

　これは，体表面の温度受容器が皮膚の温度変化を感知し，視床下部に伝え，視床下部から遠心性の自律神経を介して，体温を調節するさまざまな生体反応を起こしているからである。低体温や高体温のようなホメオスタシスが失調した状態では，バイタルサインが変化する。

2 安静時のバイタルサイン

2-1 血圧

1 基礎知識

　血圧は心拍出量と血管の抵抗によって決まるが，重力の影響を受けるため，測定に際しては注意が必要である。

　測定位置が心臓よりも低い場合は，心臓から測定部位までの血液の重さがかかるため，実際よりも高い測定値となる。一方，測定位置が心臓よりも高い場合は，重力によって血液が下に引っ張られるため，実際よりも低い測定値となる。

大動脈から上腕にかけての血圧はわずかしか低下しないため，血圧は座位でも心臓の高さとほぼ変わらない上腕動脈で測定するのが一般的である。

血圧測定の注意点を下記に示す。

①上腕に**マンシェット**を巻き，圧を収縮期血圧以上の高圧から低圧に変化させ，上腕の血管音を聴診しながら測定する。

②マンシェット圧を収縮期血圧以上にかけると，上腕動脈が閉塞する。

③内圧を徐々に下げ，収縮期血圧よりもマンシェット圧が低くなると，動脈内に血液が流れ，血管音が生じる。この血管音が聞こえ始めたときの圧が収縮期血圧である。

④さらに，マンシェット圧を下げていったとき，動脈内圧がマンシェット圧よりも高い状態では，動脈が狭窄しているため，血管音が聞こえる。

⑤マンシェット圧が動脈内圧を下回ると，動脈の狭窄がなくなり血管音が聞こえなくなる。この血管音が聞こえなくなったときが，拡張期血圧である。

> **マンシェット**
> ゴム製の袋が入った圧迫帯のことで，空気の出し入れによって内圧を変えられるようになっている。

2 器械・器具等

❶血圧計（水銀血圧計（図5-3），自動血圧計など）
❷聴診器

3 方法と手順

①被験者は，5分以上安静座位を保つ。

②測定者は，被験者に左上腕を露出してもらう。
　※このとき，衣服の袖で上腕を締め付けないように注意する。また，衣服の上からマンシェットを巻かず，直接腕に巻く。

③測定者は，マンシェットの空気が抜けていること，および水銀柱が0位になっていることを確認する。

④マンシェットの中央が被験者の左上腕の上腕動脈の真上に来るように巻く。このとき，マンシェットと皮膚の間に指が1，2本入るようにする。

⑤測定者は，被験者に左腕を机上にのせ，腕の力を抜き，手のひらを上向き，腕と心臓の高さが同じになるようにしてもらう。

⑥測定者は，橈骨動脈の拍動が最もよく触れる場所に手指（示指，中指，薬指）を置く。被験者は，測定終了まで動いたり，話をしないようにする。

⑦測定者は，送気球（図5-4）を操作してマンシェットを急速に加圧し，橈骨動脈の脈が触れなくなってから，さらに30mmHg程度加圧する。

⑧測定者は，肘関節内側湾曲部の上腕動脈上に聴診器の膜側を当て，聴診する。

⑨マンシェットをゆっくり減圧（1拍動ごと2〜3mmHg）し，最初に血管音が聞こえたときの目盛りを読み取り，収縮期血圧とする。
　※自動血圧計での測定でも，聴診器を当て，血管音を聞きながら測定値を読み取り，血圧計の測定値と比べてみるとよい。

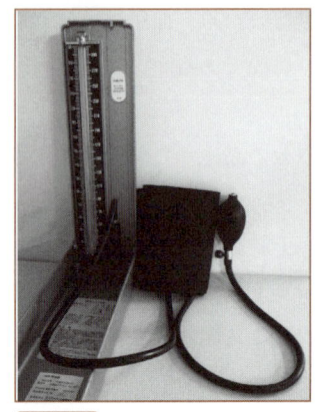

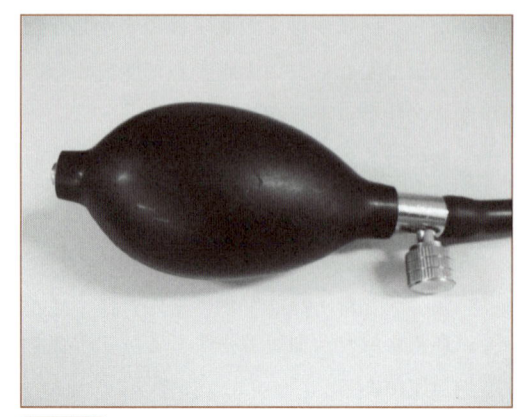

図5-3 水銀血圧計　　図5-4 送気球

⑩さらに減圧して，血管音が聞こえなくなったときの目盛を読み取り，拡張期血圧とする。
⑪急速に減圧して，マンシェットを外す。
⑫しばらく被験者を休ませてから，2回目の測定を行う。
⑬低い方の値を測定値とする。1回目と2回目の測定値が離れている場合は，もう一度測定する。

4 結果の整理

①脈圧を計算する。
②1回目と2回目の測定値を比較する。
③異なる被験者で血圧に違いがあるかを比較する。

2-2 脈拍数

1 基礎知識

　心室が血液を駆出することによって，動脈が押し広げられて内圧が上昇し，心室拡張期には，動脈自体の弾性によって元に戻り，内圧が低下する。
　この動脈壁の伸展と復元は波動となって，末梢へと伝わっていく。この伝播を脈波といい，皮膚直下を走る動脈で触知した波動を脈拍という。脈波の伝播速度は速く，脈拍は心臓の拍動とほとんど同時である。

2 器械・器具等

ストップウォッチ(秒針の付いた腕時計でもよい)

3 方法と手順

①被験者は，5分以上安静座位を保つ。
②測定者は，被験者に右手首を露出してもらう。

③測定者は，橈骨動脈(総頸動脈，上腕動脈の拍動も触知してみるとよい)の拍動が最もよく触れる場所に手指(示指，中指，薬指)を置く。被験者は，測定終了まで動いたり，話をしないようにする。
④1分間測定するか，15秒間測定した値を4倍する。
※運動後の回復期など，脈拍の変動が激しいときは，15秒×4で算出する。
⑤左手首も同様に測定する。

4 結果の整理

①左右の橈骨動脈の脈拍数に違いがないかを比較する。
②異なる被験者で脈拍数に違いがあるかを比較する。
③橈骨動脈，総頸動脈，上腕動脈など，測定部位によって脈拍数に違いがないかを比較する。
④橈骨動脈，総頸動脈，上腕動脈など，測定部位によって触知した感覚に違いがないかを比較する。

2-3 体温

1 基礎知識

体温は測定部位によって異なり，体の中心部で高く(核心温)，表面に近いほど低い。核心温は直腸で測定するが，通常は腋窩温または口腔温で代用している。
また，体温は早朝睡眠時に最低となり，起床後に上昇し始め，夕方に最高となる。夜になると下降し始め，朝にかけて下降するというように日内変動する。
したがって，測定条件を統一しておくことが必要である。

2 器械・器具等

❶水銀体温計(腋窩用，口腔用)
❷電子体温計(腋窩用，口腔用)
　※耳式体温計を使用して，鼓膜温を測定してもよい。
❸ストップウォッチ

3 方法と手順

【水銀体温計】
①腋窩温用水銀体温計を腋窩に挟み，しっかり閉じて10分以上測定する。
②口腔温用水銀体温計を舌の下に入れ，口をしっかり閉じて5分以上測定する。
【電子体温計】
①腋窩温用電子体温計の測定では，腋窩温を核心温に近づけるため，最低5分間以上腋窩を閉じた状態を保ってから，腋窩に体温計を挟み，しっかり閉じて測定する。

②口腔温用電子体温計を舌の下に入れ，口をしっかり閉じて測定する。

● 4　結果の整理

①腋窩温と口腔温で違いがあるかを比較する。
②異なる被験者で体温に違いがあるかを比較する。

3　バイタルサインの変動

3-1　姿勢変化の影響

● 1　基礎知識

　横になった状態から急に立ち上がると，下半身に血液がうっ滞して，心臓に戻る血液量（静脈還流量）が減少する。
　これにより毎分心拍出量が低下し，血圧が低下すると血圧を元に戻すため，反射的に総末梢血管抵抗が増大して，心拍数が増加する。その結果，拡張期血圧が上昇し，収縮期血圧はわずかに低下する。したがって，脈圧が小さくなる。

● 2　器械・器具等

❶血圧計（水銀血圧計，自動血圧計など）
❷聴診器
❸ベッドやマット

● 3　方法と手順

①被験者は，5分間仰臥位で安静にする。
②測定者は，p.55の測定方法と同様に，安静仰臥位の血圧および脈拍数を測定する。
③被験者が立ち上がるとすぐに血圧および脈拍数を測定する。
④立位直後から，2，4，6分後（可能であれば，1分ごとがよい）の血圧および脈拍数を測定する。

● 4　結果の整理

　収縮期血圧，拡張期血圧，脈圧，脈拍をグラフ化し，姿勢の変化によって，どのような変動が起こったか，またそれはなぜかを考察する。

3-2　運動の影響

● 1　基礎知識

　運動をすると毎分心拍出量が増加し，心機能が亢進する。これは，心拍数および1回拍出量の増加による。心拍出量の増加は，血圧の上昇をもたらす。また，筋肉の血液需要に応じて血管は拡張し，筋肉の収縮によって大量の熱が発生する。

2 器械・器具等

❶血圧計（水銀血圧計の測定に慣れていない場合は，自動血圧計を用いるとよい）
❷体温計
❸運動の種類によって，トレッドミル，自転車エルゴメーター，踏み台，ストップウォッチなど

3 方法と手順

①安静時の血圧，脈拍，体温を測定し，記録しておく。
②運動を負荷する。
　※機器や道具の使用が少ない運動としては，スクワット，速歩，踏み台昇降運動などがある。
③運動の種類によって可能であれば，運動中の血圧，脈拍，体温を測定する。
④運動直後の血圧，脈拍，体温を測定する。
⑤2分ごと（可能であれば，1分ごとがよい）に運動からの回復期の血圧，脈拍，体温を測定する。

4 結果の整理

運動によって，どのように血圧，脈拍，体温が変化したか，運動終了後に，血圧，脈拍，体温がどのように回復したかを経時的にグラフ化し，その変化を考察する。

3-3 低温環境の影響

1 基礎知識

寒冷環境下における体温維持の短期的な手段の1つとして，皮膚表面の毛細血管の収縮がある。これにより，皮膚表面からの熱放散を防いでいるが，この手段だけで体温が維持できなくなると，ふるえ（随意筋の収縮）が起こり，体温を上昇させる。

一方，高温環境下では，皮膚表面の毛細血管の拡張により血流を増加させ，体熱を放散する。また，汗の蒸発（発汗）により体温を下げている。

これらの環境変化に応じた血管の収縮や拡張は，総末梢血管抵抗を変化させるため，血圧にも影響する。

2 器械・器具等

❶血圧計（水銀血圧計の測定に慣れていない場合は，自動血圧計を用いるとよい）
❷体温計
❸低温水槽（氷水等）
❹温度計
❺ストップウォッチ

3 方法と手順

①安静時の血圧，脈拍，体温を測定し，記録しておく。

②血圧を測定しない方の手を手首まで，低温水槽に入れると同時に，血圧，脈拍，体温を測定する。低温水槽の温度を測定する。

　※あまりに冷た過ぎると，測定中に手を入れていられなくなり，温度が高過ぎると，冷水浴の効果が観察できない。

③冷水に手を入れたまま，2分後の血圧，脈拍，体温を測定する。

④4分後に冷水から手を出し，血圧，脈拍，体温を測定する。

⑤2分ごと(可能であれば，1分ごとがよい)に回復期の血圧，脈拍，体温を測定する。

4 結果の整理

環境温度の変化によって，どのように血圧，脈拍，体温が変化したか，冷水から手を出した後に，血圧，脈拍，体温がどのように回復したかを経時的にグラフ化し，その変化を考察する。

■ 参考文献

1) A.シェフラー，S.シュミット編著/三木明憲，井上貴央監訳：からだの構造と機能，西村書店，東京（1998）
2) 坂井建雄，岡田隆夫：系統看護学講座　専門基礎分野　人体の構造と機能①解剖生理学第9版，医学書院，東京（2014）
3) 日本高血圧学会高血圧治療ガイドライン作成委員会編：高血圧治療ガイドライン2014，ライフサイエンス出版，東京（2014）
4) 川村一男編著：新訂解剖生理学実験，建帛社，東京（2012）
5) 青峰正裕，藤田守編著：Nブックス実験シリーズ　解剖生理学実験，建帛社，東京（2009）

6章 スパイログラム

1 実習の意義

スパイログラム(spirogram)とは，肺気量分画(肺容量曲線)のことをいう。

呼吸数とは，1分間の呼吸回数のことである。成人では12～15回/分であり，男性よりも女性の方がやや多い。また，新生児では40～50回/分であるが，成長とともに減少し，成人後はほとんど変化しない。呼吸気量について図6-1に示す。

①1回換気量：安静時における1回の呼吸での吸気量または呼気量をいい，成人で約0.5Lである。このうち，約0.15Lは鼻腔や気管，気管支などの軌道にとどまって，ガス交換にかかわらない。これを死腔量という。肺胞まで達してガス交換にかかわる空気量を肺胞換気量という。

②予備吸気量：安静時の吸気量よりも多く吸うことができる空気量をいい，約2Lである。

③予備呼気量：安静時の呼気量よりも多く吐くことができる空気量をいい，約1Lである。

④肺活量：最大吸息位から最大呼息を行ったときに呼出される空気量をいう。肺活量は，予備吸気量，1回換気量，予備呼気量の和であり，男性で3～4L，女性で2～3Lである。期待される肺活量を予測肺活量といい，下記の「Baldwinの式」が用いられる。

$$成人男性（mL）：(27.63 - 0.112 \times 年齢) \times 身長（cm）$$
$$成人女性（mL）：(21.78 - 0.101 \times 年齢) \times 身長（cm）$$

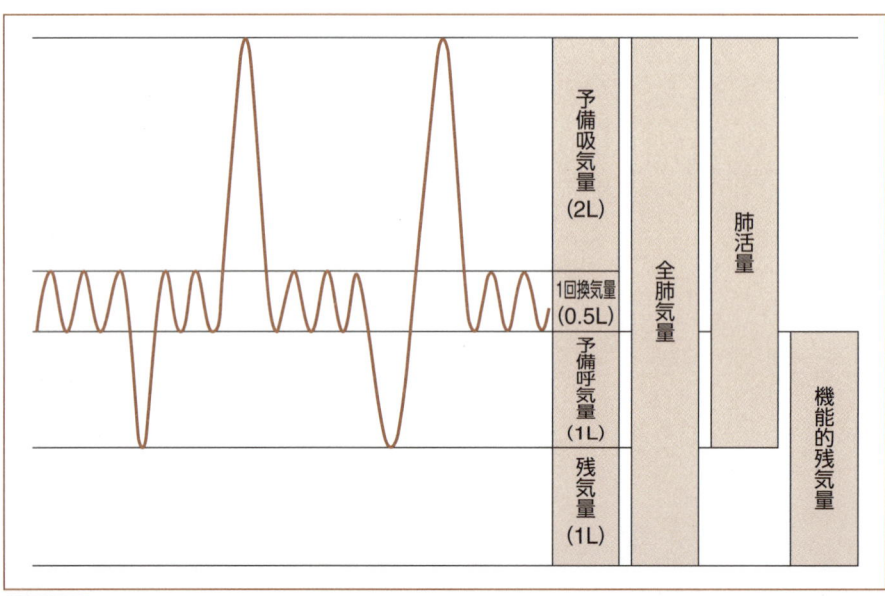

図6-1 スパイログラムと肺気量分画の関係

肺活量の実測値の予測肺活量に対する百分率（％）を％肺活量といい，基準値は80％以上である。80％未満のときは，拘束性換気障害が疑われる。

　⑤残気量：最大限の呼息をしても，肺内に残る空気量をいい，約1Lである。
　⑥全肺気量：肺活量と残気量の和をいう。
　⑦機能的残気量：残気量と予備呼気量の和をいう。
　　※スパイロメータでは，残気量および機能的残気量は測定できない。
　⑧努力肺活量：最大吸息位から最大の速度で，最大限の呼息を行ったときに呼息された空気量をいう。このとき，呼息開始から1秒間に呼出される空気量を1秒量という。努力肺活量のうち，1秒量の占める割合を1秒率（％）という。

　呼吸は，生命維持に不可欠な機能で不随意的に行われている。呼吸中枢は，脳幹の延髄や橋に存在し，体内の酸素要求量や二酸化炭素発生量に応じて，呼吸回数や深さを調節している。二酸化炭素が血液に溶解すると，重炭酸イオンと水素イオンに電離する。この水素イオンの濃度を延髄が受容することによって調節が行われている。

　呼吸気量の正常値は，年齢，性別，身長によって異なるが，運動を継続して行うと増大することから，全身の持久力の指標となる。

　一方，拘束性換気障害では，肺活量が減少する。換気障害のパターンを図6-2に示す。また，肺機能検査の1つであるスパイロメトリーは，**慢性閉塞性肺疾患（COPD）の診断基準**にも利用されている。

> **COPDの診断基準**
> 1．気管支拡張薬投与後のスパイロメトリーで1秒率（FEV 1/FVC）が70％未満であること。
> 2．他の気流閉塞を来し得る疾患を除外すること。
>
> 資料）文献3

② スパイロメトリー（spirometry，肺活量測定）

1　基礎知識

　電子スパイロメータは，肺活量，努力肺活量および1秒量を測定できるものが一般的である。これらと，年齢，性別，身長，体重の予測値を組み合わせて，肺活量予測値，％肺活量，努力肺活量予測値，1秒量予測値，1秒率が算出される。

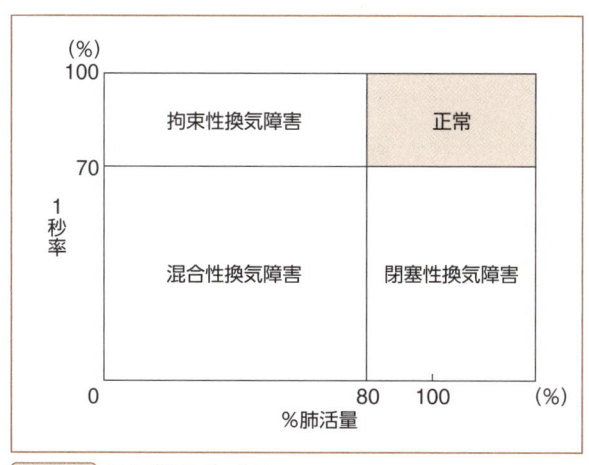

図6-2　換気障害のパターン

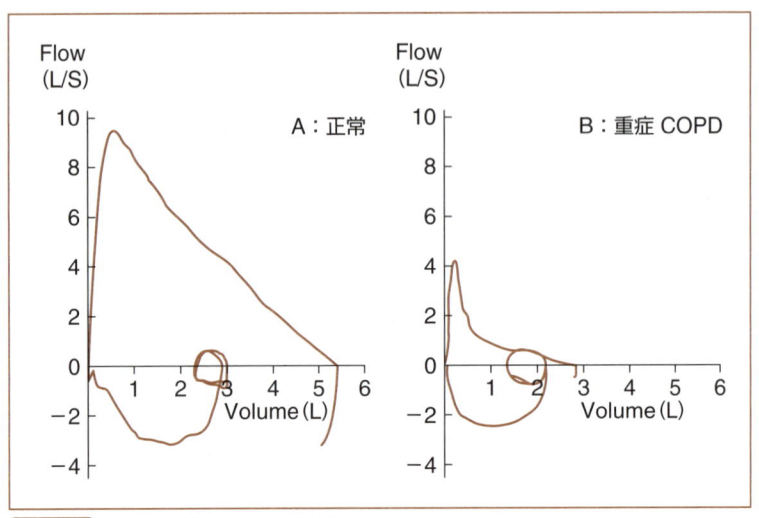

図6-3 フローボリューム曲線

資料）文献4

　また，肺気量分画やフローボリューム曲線の描画機能もあるため，視覚的にも正常者とCOPD患者の違いを確認できる（図6-3）。

2 器械・器具等

❶スパイロメータ（spirometer，肺活量計）（図6-4）
❷ノーズクリップ
❸マウスピース（ディスポーザブル）

3 方法と手順

　スパイロメータの使用方法は，機種の取扱説明書に従う。
　①被験者の年齢，性別，身長，体重を入力する。
　②スパイロメータに新しいマウスピースを取り付ける。
　③被験者にノーズクリップを装着してもらい，鼻から空気が漏れないことを確

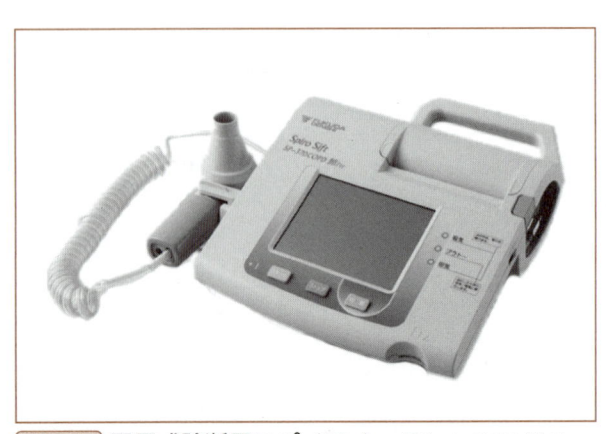

図6-4 電子式診断用スパイロメータ（フクダ電子（株））

認する。

④被験者に立位でマウスピースをしっかりくわえてもらう。

⑤被験者に通常呼吸を数回行ってもらい，マウスピースをくわえたままの呼吸に慣れてもらう。

⑥測定を開始し，通常呼吸を2，3回行った後，息を限界まで吸い込み，一気に息を吐ききるところまで測定する。

※初めて測定を行う場合，被験者がうまく一気に息を吐ききることができず，正しく測定できないことがあるため，再測定をするか，測定前に練習しておくとよい。

4 結果の整理

①出力された肺気量分画に肺活量，予備吸気量，1回換気量，予備呼気量の名称を記入する。

②出力された肺気量分画から，肺活量，予備吸気量，1回換気量，予備呼気量を読み取る。

③予測肺活量，%肺活量を計算し，全身の持久力について考察する。

④1秒量，1秒率を計算し，換気能力について考察する。

■ 参考文献

1) 坂井建雄，岡田隆夫：系統看護学講座　専門基礎分野　人体の構造と機能①解剖生理学第9版，医学書院，東京(2014)
2) A.シェフラー，S.シュミット編者/三木明憲，井上貴央監訳：からだの構造と機能，西村書店，東京(1998)
3) 日本呼吸器学会COPDガイドライン第4版作成委員会編：COPD(慢性閉塞性肺疾患)診断と治療のためのガイドライン第4版，メディカルレビュー社，東京(2013)
4) 日本呼吸器学会COPDガイドライン第2版作成委員会編：COPD(慢性閉塞性肺疾患)診断と治療のためのガイドライン第2版，メディカルレビュー社，東京(2004)
5) 川村一男編著：新訂解剖生理学実験，建帛社，東京(2012)
6) 青峰正裕，藤田守編著：Nブックス実験シリーズ　解剖生理学実験，建帛社，東京(2009)
7) 南山堂医学大辞典第19版，南山堂，東京(2006)

7章 心電図

1 実習の意義

　心電図は，心臓（心筋）の電気的活動を波形として記録する検査で，循環器疾患の診断，治療に不可欠である．特に有用な循環器病態は，①不整脈，②虚血性心疾患，③血中電解質異常，④心臓肥大などである．

　①不整脈：心拍動のリズムが不規則になる状態で，拍動が遅くなる徐脈性不整脈と拍動が速くなる頻脈性不整脈に大きく分類される．

　・徐脈性不整脈：ペースメーカーの植込み適応になる場合もあり，心電図は適応の診断，植込み後の経過観察に不可欠である．また，患者の臨終に際しては，心電図モニターで心停止を確認する．

　・頻脈性不整脈：心室頻拍，心室細動，心房細動などがある．心室頻拍，心室細動は心筋のポンプ機能が失われ，生命の危険がある状態で，電気的除細動などの緊急蘇生治療が必要である．

　　心房細動により心腔内血栓が生じると，その一部が血流によって脳動脈に運ばれ，脳塞栓を起こすことがある．これらの不整脈の診断にも，心電図は不可欠である．

　②虚血性心疾患：心臓に栄養・酸素を供給する冠動脈が，狭窄または閉塞を起こす疾患である．冠動脈が狭窄する疾患を狭心症，閉塞する疾患を心筋梗塞という．狭心症，心筋梗塞の診断には心電図が不可欠である．

　　狭心症の心電図変化は，胸痛発作時にのみ見られる一過性のものであり，非発作時である受診時には正常心電図となる．したがって，狭心症の診断には，発作時の心電図変化を確認する必要があり，ホルター心電図あるいは負荷心電図が用いられる．

　　ホルター心電図は，24時間継続して心電図を記録，解析して，胸痛発作時の心電図変化を確認するものである．負荷心電図は階段の昇降（マスターの2階段負荷試験）またはベルトコンベア上を歩くこと（トレッドミル負荷試験）で心臓に負荷をかけ，心電図変化を見る検査である．ホルター心電図は，不整脈の確認にも用いられる．

　③血中電解質異常：高カリウム血症，高カルシウム血症では，特有な心電図波形（テント状T波，QT時間短縮）が見られる．

　④心臓肥大：左室（左心室）肥大および右室（右心室）肥大の診断には，心電図が有用である．

② 心電図検査

● 1　基礎知識

❶刺激伝導系（図7-1）

　心臓の電気的刺激は，刺激伝導系という特殊な心筋組織を介して心房筋，心室筋に伝わり，心筋収縮，心拍動を生じる．上大静脈が右心房に戻る付近の右心房壁にある洞結節から電気的刺激が生じ，心房全体および房室接合部の房室結節に伝達される．

　刺激は房室結節からヒス束を経て，心室中隔で左右の脚（右脚，左脚）に分かれ，左右心室筋のプルキンエ線維に伝わり，左右の心筋が収縮する．

　この刺激系は自律神経により調節を受け，交感神経の亢進により心拍数，心収縮力は増加，副交感神経の亢進により心拍数は減少する．心電図は刺激伝導系の刺激伝達状態を波形として記録するものである．

❷心電図の基本波形（図7-2）と刺激伝導系

　心電図の基本波形は，P波，QRS波，T波から構成される．QRS波はQ，R，S波の3部分からなる．P波の始めからQ波の始めまでをPQ部分，S波の終わりからT波の始まりまでをST部分，Q波の始まりからT波の終わりまでをQT部分という．心電図記録紙の横軸は，1mmが0.04秒で1秒は25mmになる．縦軸は電圧を示し，通常1mmが0.1mVであり，1mVのキャリブレーション較正が示される．

1）P波：洞結節から房室結節までの興奮，すなわち心房の興奮を示す．P波は右房成分と左房成分からなり，右房拡大，左房拡大ではP波が変形する．
2）PQ時間：洞結節からヒス束までの伝導時間を示す．
3）QRS波：ヒス束から左右の脚，プルキンエ線維までの興奮，すなわち心室の興奮を示す．

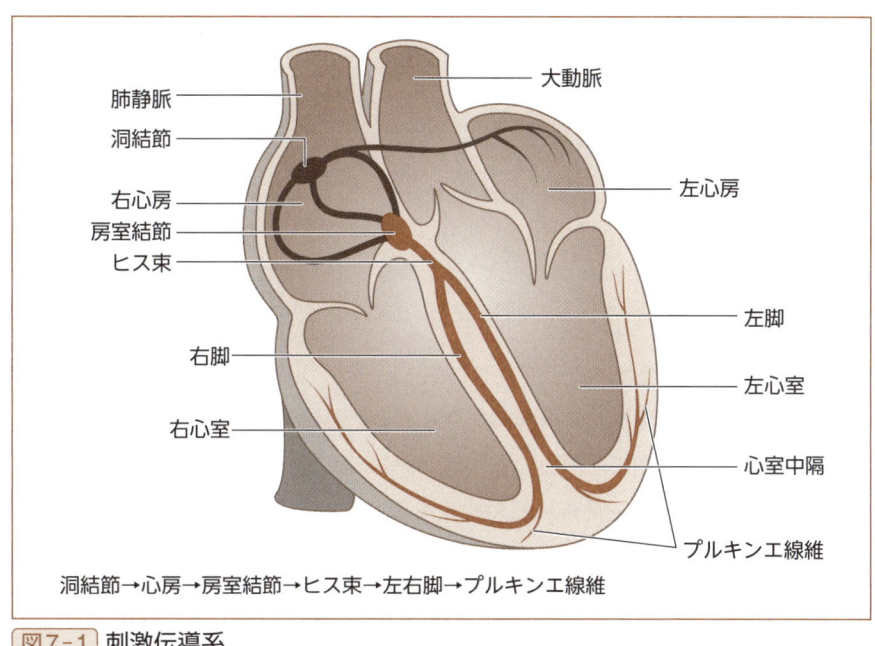

洞結節→心房→房室結節→ヒス束→左右脚→プルキンエ線維

図7-1　刺激伝導系

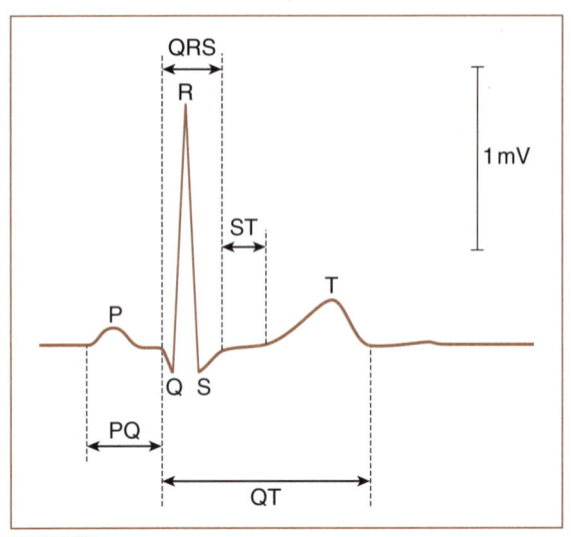

図7-2 基本心電図波形

4）ST部分：心筋の再分極に相当する。ST部分は通常基線上にある。
5）T波：心室筋の再分極を示す波形である。狭心症，心筋梗塞では上向きの波が下向き（陰性T波）になり，両疾患の診断に重要な所見である。また，高カリウム血症ではT波が高くなる（テント状T波）。
6）QT時間：Q波の始まりからT波の終わりまでの時間で，心室の収縮時間を示す。

2 器械・器具等

❶心電図検査：12誘導心電計。誘導コード，電極。電極装着部位に塗るペースト。検査用ベッド
❷負荷心電図検査：12誘導心電計。誘導コード，電極。電極装着部位に塗るペースト。検査用ベッド。マスターの2階段負荷試験では凸型階段，トレッドミル負荷試験ではトレッドミル負荷装置
❸ホルター心電図：記録器。記録器ホルダー。誘導コード，電極。行動記録メモ（表7-1）

3 方法と手順

①12誘導心電図検査：Ⅰ，Ⅱ，Ⅲ，aVR，aVL，aVFの四肢誘導6波形，V1，V2，V3，V4，V5，V6の胸部誘導6波形を記録する（図7-3）。
 1）四肢誘導：体の前額面の電気軸の記録である。右手首に赤，左手首に黄，右足首に黒，左足首に緑の電極を取り付ける。右足首の黒電極はアースである。
　Ⅰ誘導は右上肢から左上肢に向かう電気軸，Ⅱ誘導は右上肢から左下肢に向かう電気軸，Ⅲ誘導は左上肢から左下肢に向かう電気軸を示す。左右

表7-1 ホルター心電図の行動記録メモ

番　号						フリガナ								性別	男・女
記録開始　午前/午後　10時45分						氏名							殿		

時　刻	行　動											症　状					メ　モ
	服薬	運動	歩行	休憩	食事	飲酒	排便・排尿	階段昇降	起床・就寝	仕事	その他	胸むねがいたい痛み	動ドキドキ悸	息切れ	めまい	その他	・運動の内容 ・くわしい症状 など
	1	2	3	4	5	6	7	8	9	10	11	12	13	14	15	16	
午前 11時30分 42分間			✓											✓			坂道の歩行
午前 12時20分 15分間				✓	✓											✓	胸のむかつきあり
午前 1時25分 50分間			✓											✓			公園を散歩

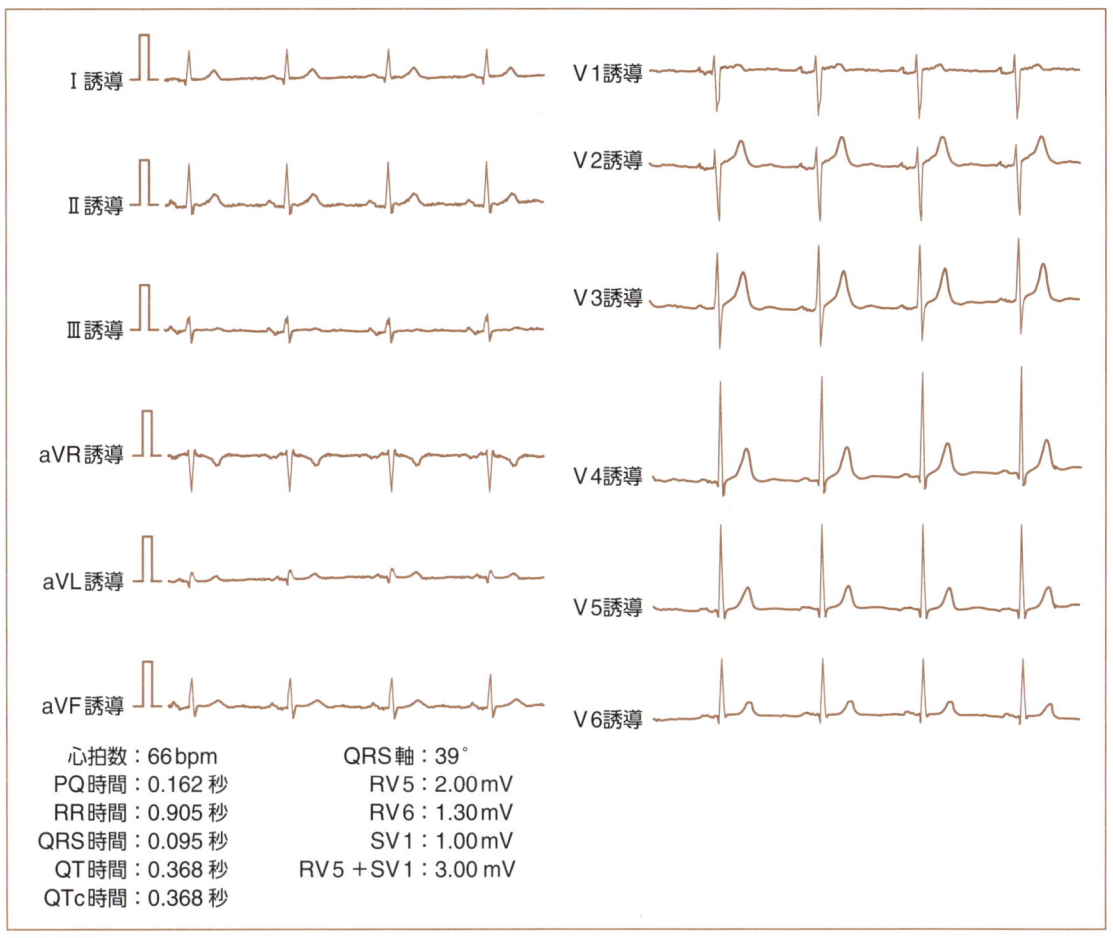

心拍数：66 bpm　　　　　QRS軸：39°
PQ時間：0.162 秒　　　　RV5：2.00 mV
RR時間：0.905 秒　　　　RV6：1.30 mV
QRS時間：0.095 秒　　　SV1：1.00 mV
QT時間：0.368 秒　　　　RV5＋SV1：3.00 mV
QTc時間：0.368 秒

図7-3 正常心電図

注）69歳男性の正常心電図

上肢と左下肢は正三角形を成すと仮定すると（アイントーフェンの三角形理論：図7-4），心臓の刺激伝導系の興奮は左上から右下へ向かうため，通常，Ⅰ，Ⅱ，Ⅲ誘導のQRS波は上向き優位に記録される。

aVR誘導は右上肢方向から見た電気軸，aVL誘導は左上肢方向から見た電気軸，aVF誘導は下肢方向から見た電気軸を記録する（図7-5）。

したがって，心臓の刺激伝導系の興奮は左上から右下へ向かうため，通常のQRS波の波形はaVR誘導は下向き，aVL誘導は上向き，aVF誘導は上向きに記録される。

2）胸部誘導：心臓の水平断面での各誘導から見た電気軸の記録である。前胸部から左胸部にかけて6電極を取り付ける。

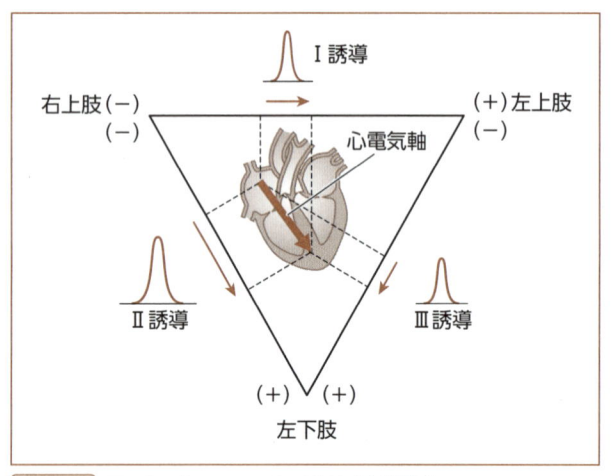

図7-4 アイントーフェンの三角形理論

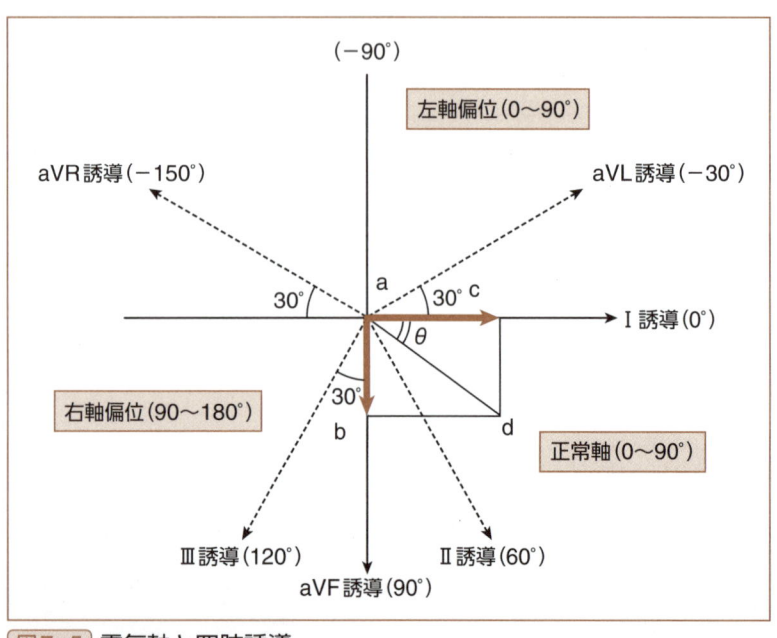

図7-5 電気軸と四肢誘導

V1誘導は赤電極で第4肋間胸骨右縁，V2誘導は黄電極で第4肋間胸骨左縁，V3誘導は緑電極でV2誘導とV4誘導の中間点，V4誘導は茶電極で第5肋間鎖骨中線上，V5誘導は黒電極で第5肋間前腋窩線上，V6誘導は紫電極で第5肋間中腋窩線上に取り付ける（表7-2，図7-6）。

②ホルター心電図：通常，V5誘導に近い肋骨上と胸骨柄，胸骨下端と胸骨上端の2チャンネルと右胸部最下肋骨上のアース電極を装着する。

記録器はポシェットに入れてしっかり腰に固定し，必要以上に触れたり，電極・コードを強く引っ張らないようにする。装着時の入浴，シャワーは不可。行動記録メモ（表7-1）を渡し，症状発生時にイベントスイッチを押してもらう。

③負荷心電図検査：マスターの2階段負荷試験（p.48，Column参照）は，1段の高さが23cmの凸型階段を5歩の昇降で1回とし，年齢，性，体重で決め

表7-2 心電図誘導電極位置

	誘導	電極の色	装着位置
四肢誘導	R	赤	右手首
	L	黄	左手首
	F	緑	左足首
	RF	黒	右足首
胸部誘導	V1	赤	第4肋間胸骨右縁
	V2	黄	第4肋間胸骨左縁
	V3	緑	V2とV4の中間
	V4	茶	第5肋間の鎖骨中線上
	V5	黒	第5肋間の前腋窩線上
	V6	紫	第5肋間中腋窩線上

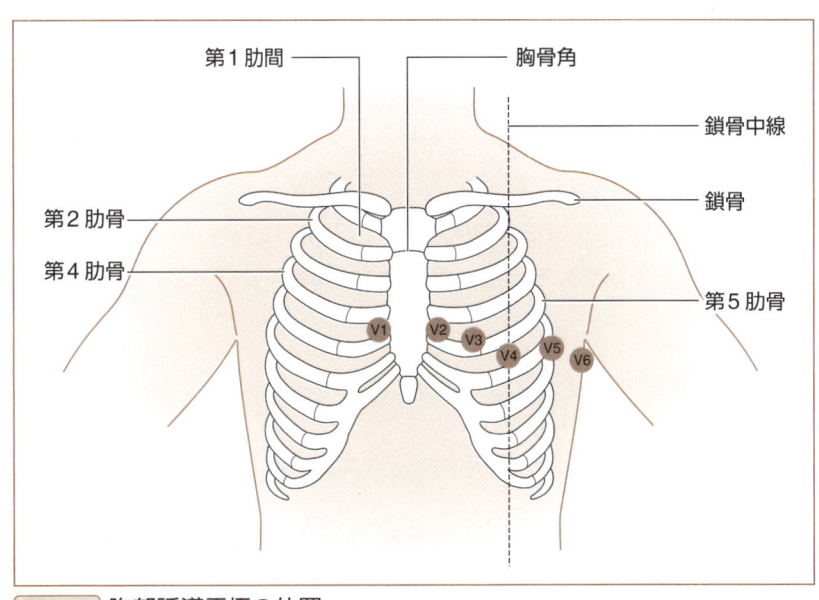

図7-6 胸部誘導電極の位置

注）装着部の目安：鎖骨下腔は第1肋間胸骨角に第2肋骨が付着

られた回数を1分30秒間で行うのがシングル，3分間で行うのがダブルである．

また，トレッドミル負荷試験は，ベルトコンベア上を歩行，あるいは走行して行う．ベルトコンベアの移動速度，傾斜の変更により負荷量を変える．負荷中，負荷後に心電図を記録する．

4 結果の整理

❶ 12誘導心電図の読み方

1）調律：P波とP波の間隔，R波とR波の間隔を計測し（1 mmが0.04秒），心房拍動数，心室拍動数を求める．間隔は3心拍を平均する．心拍数60～100/分（bpm）が正常で，60/分（bpm）未満は徐脈，100/分（bpm）以上は頻脈という．

調律結果から整脈か不整脈を判定し，不整脈の場合，一時的か常に見られるか（絶対不整脈）を判定する．絶対不整脈の代表例は，心房細動（図7-7）である．

2）QRS電気軸，移行帯：心臓の**電気軸**を測定する．図7-5でⅠ誘導の陽性電位と陰性電位の和（図7-5のa-c）およびaVF誘導の陽性電位と陰性電位の和（a-b）を記入し，b，cからの垂線の交点dと原点aを結んだ直線の傾き θ が電気軸である．

QRS電気軸は0～90°（Ⅰ誘導およびaVF誘導ともに上向き優位）が正常．左心室肥大では左軸偏位（0～－90°），右心室肥大では右軸偏位（90～180°）を示す．また，**移行帯**を確認する（図7-3）．

3）波形

ⅰ）P波：幅，電位の測定と波形を観察する．波形が一定しており，幅3 mm（0.12秒）未満，高さ2.5 mm未満が正常である．**右房拡大**ではⅡ誘導，Ⅲ誘導，aVF誘導で2.5 mm以上の高いP波（**肺性P波**），**左房拡大**ではV1誘導で2相性となる．心房細動では小刻みな波形f波を認める（図7-7）．

ⅱ）PQ時間：房室伝導時間を示す．3 mm（0.12秒）以上5 mm（0.2秒）未満が正常である．0.2秒以上は1度房室ブロックという（図7-8）．

電気軸
前額面におけるQRSベクトル（心室に生じる興奮の向き）の方向．

移行帯
胸部誘導でQRS波が上向き優位から下向き優位の波に移る誘導をいう．通常はV3誘導にある．心臓を下から見て，正常の位置より右回りに回転しているのを「時計方向回転」，左回りに回転しているのを「反時計方向回転」という．右室肥大は移行帯をV4誘導，V5誘導に認め，「時計方向回転」，左室肥大は移行帯をV1誘導，V2誘導に認め，「反時計方向回転」になる．

右房拡大（肺性P波）
肺高血圧症，肺梗塞，肺線維症，慢性閉塞性肺疾患などにより右房に負荷がかかり，右房拡大・肥大を生じる．肺疾患に起因する場合が多く，肺性P波と呼ばれる．

左房拡大
虚血性心疾患，高血圧，大動脈弁狭窄症・閉鎖不全症，僧帽弁狭窄症・閉鎖不全症などにより左房に負荷がかかり，左房拡大・肥大を生じる．

> **Column　心電図測定の注意点**
> ①電極を正しい位置に取り付ける．
> ②緊張した状態では筋電図などの雑音が入るため，体の力を抜いてリラックスした状態で記録する．
> ③上肢，下肢の電極を手首，足首に取り付けられない場合は，上肢，下肢の付け根部分でもよい．
> ④皮膚の電極装着部位の脂肪分をアルコールでよくふき取り，ペーストを塗る．電極の皮膚への密着が不十分であると，雑音が入る原因となる．

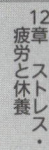

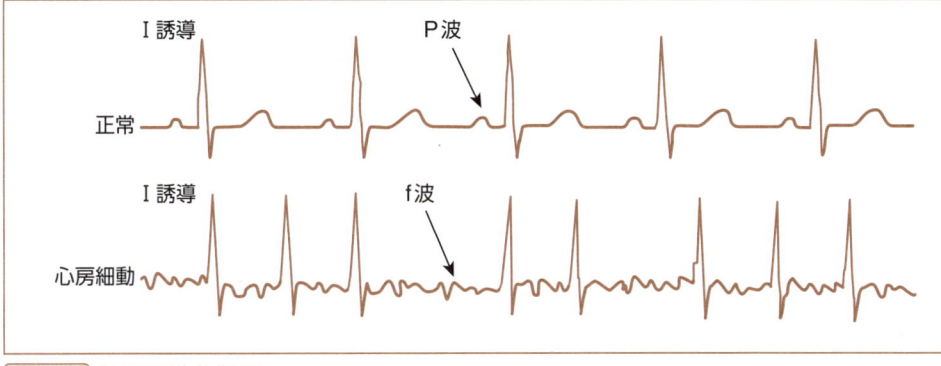

図7-7 心房細動心電図
注) f波を認め，QRS波の調律は不規則

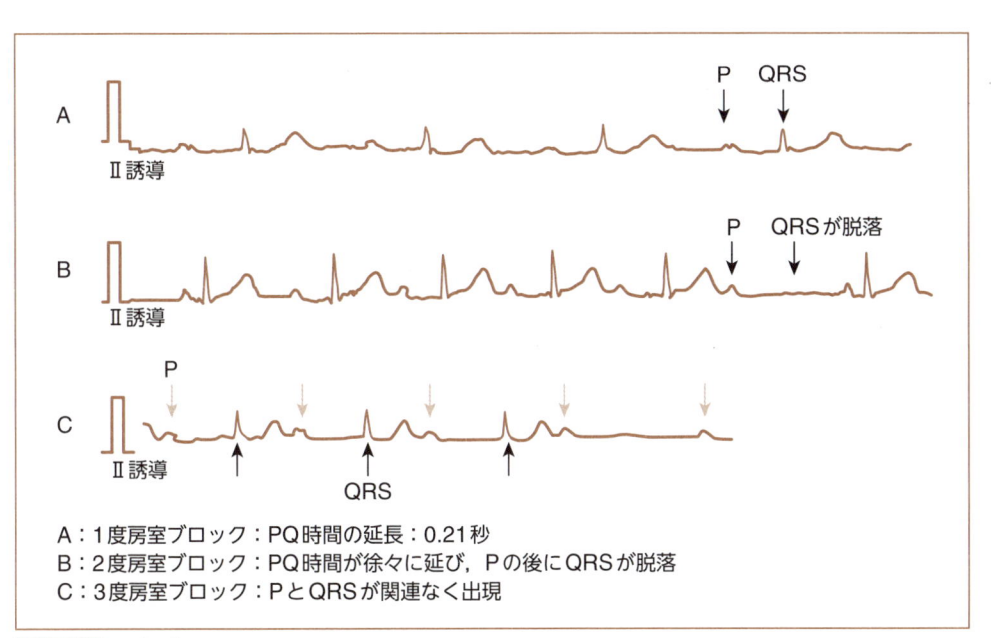

A：1度房室ブロック：PQ時間の延長：0.21秒
B：2度房室ブロック：PQ時間が徐々に延び，Pの後にQRSが脱落
C：3度房室ブロック：PとQRSが関連なく出現

図7-8 房室ブロック

iii) QRS波：幅と電位の測定と波形を観察する。幅は1.5mm（0.06秒）以上3mm（0.12秒）未満が正常である。心筋梗塞では異常Q波（幅が1mm以上，深さがR波の1/4以上）を認める（図7-9）。左室肥大ではV1誘導のS波＋V5誘導のR波の電位が35mm以上に増加する。rSR'パターンが，右脚ブロックではV1誘導で，左脚ブロックではV5誘導で認める（図7-10）。

iv) ST部分：正常では基線であるが，狭心症胸痛発作時にはST低下，心筋梗塞ではST上昇を認める（図7-9）。

v) T波：電位の測定と上向きか下向き（陰性）かを観察する。aVR誘導は陰性，その他の誘導は上向き，電位12mm未満，R波の1/10以上が正常である。高カリウム血症でT波の増高（テント状T波），虚血性心疾患で陰性T波を示す（図7-9）。

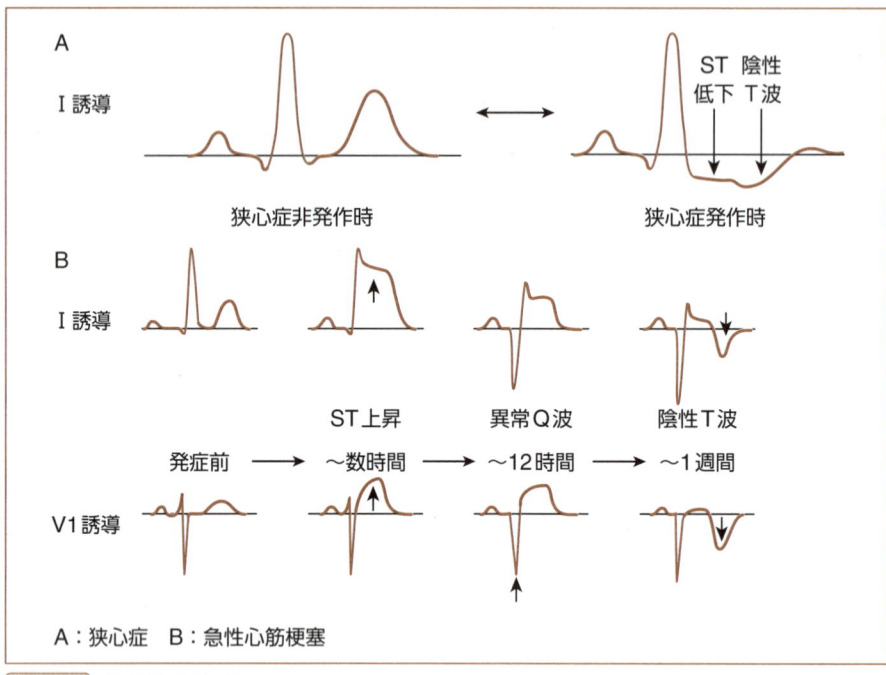

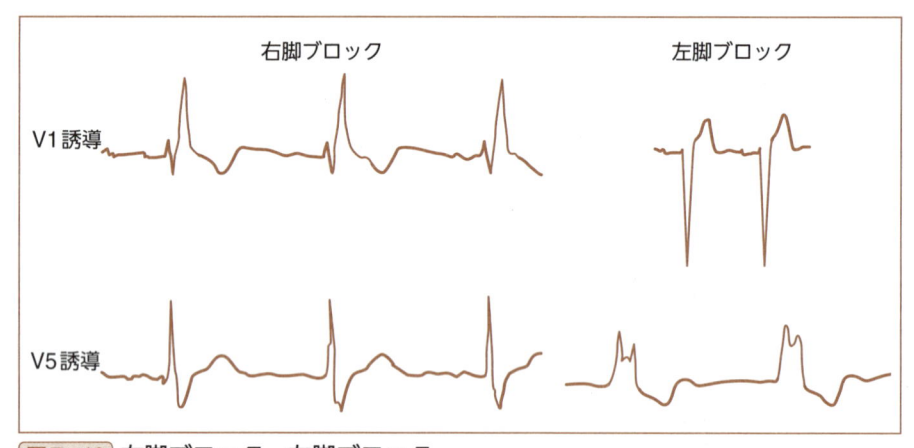

図7-9 虚血性心疾患
A：狭心症　B：急性心筋梗塞

図7-10 右脚ブロック，左脚ブロック
注）rSR'の波形が右脚ブロックではV1に左脚ブロックではV5に認める

　　　vi）QT時間：正常値は10mm（0.4秒）以内である。心拍数で変動するため，心拍数の平方根で除したQTc時間が使用される。正常は0.36〜0.44秒。QT時間の短縮は高カルシウム血症の診断に有用である。
　　4）総合所見：心電図所見をまとめ，診断を示す。

❷よく見られる不整脈

　　1）期外収縮（図7-11）：洞結節以外から本来の収縮より早く興奮が出現する。心房からの興奮を上室性期外収縮，心室からの興奮を心室性期外収縮という。
　　　　上室性の場合は，波形の異なるP波の後に通常のQRS波，T波が続く。心室性の場合はP波がなく，QRS波の幅が3mm（0.12秒）以上と広く，

A：上室性期外収縮：QRS幅は正常　B：心室性期外収縮：QRS幅は広い

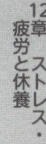

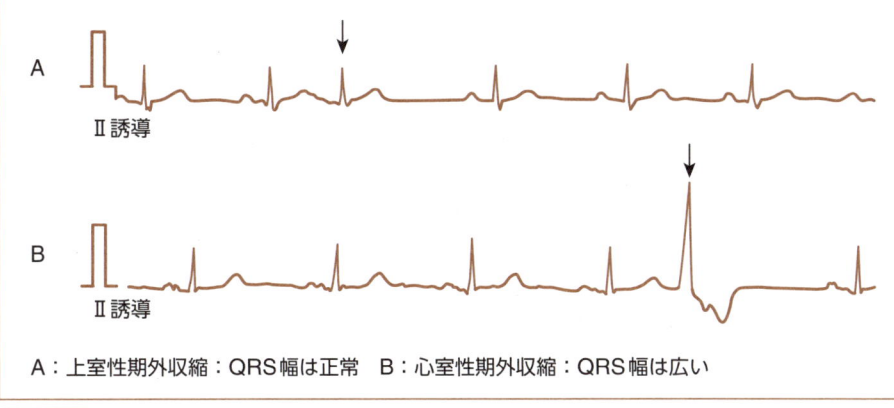

図7-11 期外収縮

QRS波と逆向きのT波を認める。
　　出現頻度の少ない散発性の期外収縮は高頻度に認められ，治療の必要がない。頻発性，連発性の場合は，動悸などの症状の原因となる。
2）心房細動（図7-7）：通常のP波を認めず，350/分以上のf波という小刻みな波形を認める。心房興奮が不規則に心室に伝導されるため，R-R間隔は不規則となる（絶対不整脈）。心房収縮が十分に行われなくなると，心拍出量が低下したり，また，心腔内血栓を生じ，一部が血流により脳動脈に至り脳塞栓を起こす。
3）脚ブロック（図7-10）：脚の興奮伝導の障害による異常。QRS幅が3mm（0.12秒）以上を完全脚ブロックという。
　　右脚ブロックはV1誘導でrSR'の波形と陰性T波，左脚ブロックはV5誘導でrSR'の波形とV1誘導で深いS波を認める。右脚ブロックは治療の必要はないが，左脚ブロックの出現は虚血性心疾患を疑う。
4）房室ブロック（図7-8）：房室伝導の障害による異常。1度房室ブロックは，PQ時間の延長（0.2秒以上）を認めるが，P波，QRS波，T波の関係は保たれる。2度房室ブロックは，間欠的に房室伝導が切れるため，P波は規則的であるが，QRS波は間欠的に欠落する。3度房室ブロックは，房室伝導が完全に切れるため，心房，心室が関連なしに収縮し，P波とQRS波のつながりは全くない。2度，3度房室ブロックは極端な徐脈に

> **Column　心房細動の抗凝固療法**
>
> 　心房細動による脳塞栓を予防するために抗凝固療法が行われる。これまで抗凝固薬として，もっぱらワルファリンが使用されてきたが，ビタミンK依存性の血液凝固因子を抑制する機序であるため，ビタミンKを含む納豆などの食品は摂取できない，定期的にプロトロンビン時間などの検査で効果を確認しなければならない，などの問題点があった。
> 　しかし近年，抗トロンビン薬，第Xa因子阻害薬などの新しい経口抗凝固薬が開発されたため，納豆などの摂取が可能になり，プロトロンビン時間などの検査も不要になった。

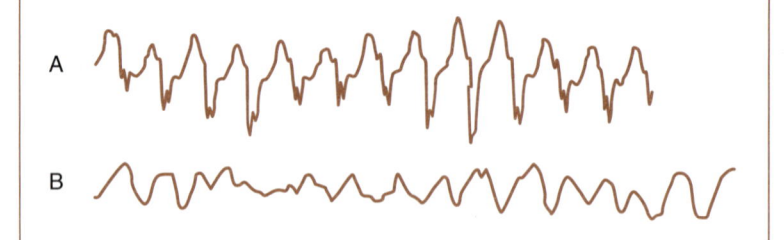

A：心室頻拍　B：心室細動

図7-12　心室頻拍と心室細動

なる場合があり，ペースメーカーの植込み適応となる。

❸危険な不整脈

1）心室頻拍（図7-12-A）：心室の興奮が頻発する。心収縮力は低下し，意識が消失すると，電気的除細動の適応となる。波形の一定した規則的な幅の広い（0.14秒以上）QRS波を認める。

2）心室細動（図7-12-B）：判別が困難な全く不規則な振幅，波形を認める。基線も不規則に変動する。心収縮力が失われ，意識が消失すると，緊急の心肺蘇生，電気的除細動が必要である。

❹虚血性心疾患

1）狭心症（図7-9）：胸痛発作時にはSTが低下，陰性T波を認める。心電図変化は一過性で，非発作時は正常である。したがって，負荷心電図，ホルター心電図検査が有用である。

2）心筋梗塞（図7-9）：急性心筋梗塞発症6～12時間後にST上昇，異常Q波，2～3日後に陰性T波が出現する。異常Q波とは，幅が0.04秒以上，深さがR波の1/4以上のものをいう。

心電図変化の出現する誘導により，梗塞の部位が推定できる（表7-3）。急性心筋梗塞の場合などは，**医療テレメータ**等による24時間の監視が必要である。

> **医療テレメータ**
> 急性心筋梗塞など重症患者の心電図，血圧，呼吸数，脈拍数などを病室から離れた場所（ナースステーション等）でモニターできる無線装置である。

> **Column　急性心筋梗塞発症時の血液検査**
>
> 急性心筋梗塞の診断には，心電図変化とともに血液検査が重要である。
> 発症直後にはまず白血球が増加する。発症～6時間後のST上昇に合わせてCK-MB（クレアチニンキナーゼ心筋分画）が増加，発症～12時間後では異常Q波の出現に合わせてAST（アスパラギン酸アミノトランスフェラーゼ）が増加，発症2～3日後の陰性T波の出現に合わせてLDH（乳酸脱水素酵素）が増加する。
> これらの検査結果により，急性心筋梗塞の発症時期の推定が可能である。

表7-3 ST上昇を認める誘導と心筋梗塞部位

梗塞部位	ST上昇を認める誘導	閉塞冠動脈
心室中隔	V1, V2	左冠動脈前下降枝
前壁	V3, V4	左冠動脈前下降枝
前壁中隔	V1～V3, V4	左冠動脈前下降枝
前壁側壁	V3～V6, Ⅰ, aVL	左冠動脈前下降枝, 左冠動脈回旋枝, 左冠動脈主幹部
広汎前壁	V1～V6, Ⅰ, aVL	左冠動脈
下壁	Ⅱ, Ⅲ, aVF	右冠動脈, 左冠動脈回旋枝
側壁	Ⅰ, aVL, V5, V6	左冠動脈回旋枝, 左冠動脈主幹部

❺左室肥大，右室肥大

1) 左室肥大：高血圧，大動脈弁狭窄症，大動脈弁閉鎖不全症，僧帽弁閉鎖不全症など，左心室に圧力・容量負荷がかかるときに生じる。

胸部誘導のV5，V6において，R波が高電位，STが低下，陰性T波を認める。また，QRS電気軸が左軸偏位となる。V5またはV6のR波＋V1またはV2のS波が40mm以上で診断される。

2) 右室肥大：肺高血圧，慢性閉塞性肺疾患，肺動脈弁狭窄症など，右心室に圧力・容量負荷がかかるときに生じる。

胸部誘導のV1，V2において，R波が高電位（V1のR/S≧1.0），陰性T波化，V5，V6において深いS波を認める。また，QRS電気軸が右軸偏位となる。

■ 参考文献

1) 鄭忠和監修，松下毅彦著：循環器内科学テキスト，メディカ出版，大阪(2012)
2) 井村裕夫編：わかりやすい内科学第2版，文光堂，東京(2002)
3) 田中明，加藤昌彦編著：Nブックス　疾病の成り立ち　臨床医学，建帛社，東京(2012)
4) 田中明，加藤昌彦編著：Nブックス　新版臨床栄養学第2版，建帛社，東京(2013)

8章 感覚機能

1 実習の意義

　視覚，嗅覚，聴覚，味覚および触覚を五感という。ヒトが食事をするとき，まず視覚や嗅覚，聴覚で食物を認知し，口腔内に食物を運び入れ，咀嚼しながら，味覚で味わい，皮膚感覚で食感を認知している。

　これらの感覚が中枢神経系に伝わり，迷走神経を介して消化液の分泌を促す。舌の前2/3の味覚は顔面神経によって，後ろ1/3の味覚は舌咽神経によって，支配されている。

　味覚の受容器は，口腔粘膜上皮内の味蕾と呼ばれる。ヒトの舌には，2,000～3,000個の味蕾があり，その分布は均一ではなく，個人差が大きい。

(1) 味覚

　味覚は，体に必要なものをおいしいと感じ，体内に取り入れやすいようにしている。例えば，甘味はエネルギー源，その代謝を円滑にする有機酸の酸味，体液バランスに必要な無機質の塩味，たんぱく質やアミノ酸はうま味として感じられる。また，食物が腐敗し，酸味が増すとまずく感じ，毒物などの多くは苦味を感じるなど，危険なものの認知にも役立っている。

　これにより，生命を脅かす食物を体内に取り入れないようにすることができる。感覚は，中枢神経系に対して，体の内部環境・外部環境の変化を伝え，反射的に個体の安全を守り，内部環境の保持に役立っている。

　味覚閾値の上昇は，食事の楽しみを減少させるとともに，生体を防御する機能を低下させることになる。

(2) 皮膚感覚

　体性感覚には，皮膚感覚と深部感覚がある。皮膚感覚は，皮膚と粘膜の受容器で検知される。皮膚には，マイスネル小体やファーテル-パチニ小体などの受容器があり，皮膚の変形や振動を感知して，触覚や圧覚として感じている。

　また，自由神経終末は温度受容器，侵害受容器として，温覚，冷覚，痛覚を検知している。

(3) 深部感覚

　筋・腱・関節などの運動器の受容器で検知される感覚は，皮膚感覚に対して深部感覚と呼ばれる。その受容器は，筋紡錘，腱紡錘，ファーテル-パチニ小体がある。四肢の位置情報（位置覚），関節の動き（運動覚），筋の運動に対する抵抗覚（力覚）をもっている。

　重量感覚は，経験や訓練によって養うことができるため，食品の重量感覚を養うことで，食事調査時などの栄養計算に応用することができる。

② 味覚

②-1 味覚部位

● 1 基礎知識

甘味，酸味，塩味，苦味を4基本味，これにうま味を加えて5基本味という。これらの味について，舌の部位での感受性に違いはないとされている。

● 2 器械・器具等

❶甘味：5％ショ糖溶液
❷塩味：10％食塩水
❸うま味：2％グルタミン酸ナトリウム溶液
❹酸味：1％酢酸溶液
❺苦味：0.5％塩酸キニーネ溶液
　※カフェイン溶液を用いてもよい。
❻紙コップ
❼脱脂綿
❽ピンセット
❾直径6 mmの濾紙
　※市販の直径6 mmの濾紙もあるが，濾紙をペーパーパンチで抜いて作成することもできる。
　また，ピペットで検液を口腔内に置く方法もあるが，検液が口腔内をめぐってしまい，感受部位がわかりにくくなるという難点がある。

● 3 方法と手順

①測定は，甘味，塩味，うま味，酸味，苦味の順に行う。
②被験者は蒸留水でうがいをした後に，舌および口内を脱脂綿で軽く押してふいておく。
③被験者は力を抜き，口を大きく開いて舌を動かさないように注意する。
④測定者は濾紙をピンセットでつまみ，甘味の試料溶液に浸した後，試料溶液の入った容器のふちなどで軽く水気を切る。
⑤測定者は④を被験者の舌の根部に置き，被験者から筆談で下記の5段階の《判定基準》の回答を聞く。被験者が口頭で回答すると試料溶液が口内に広がってしまうので注意する。
⑥⑤で置いた濾紙を取り去る。
⑦順次，舌の中央部，左右の辺縁，舌先，左右の頬内面，軟口蓋面と場所を変えて，②～⑥の操作を繰り返す。
⑧甘味の測定が一通り終了したら，①の順に，②～⑦の操作を繰り返す。

《判定基準》
- ⅰ）水と変わらない。
- ⅱ）何か水と違った味がするが，特定できない。
- ⅲ）かすかに何かの味が感じられるが，自信がもてない。
- ⅳ）弱い味を感じ，味の種類にかなり自信がある。
- ⅴ）はっきりと味を感じ，間違いなく味の種類がわかる。

4 結果の整理

①舌や口腔内の図に各味を認識した部分をそれぞれ記入する。
②被験者間の違いを比較する。

2-2 味覚閾値

1 基礎知識

　味覚閾値を変化させる要因としては，まず個人差が挙げられ，他の感覚と違い，その差は大きい。また，味覚閾値は喫煙，加齢によって上昇するが，特に加齢による食塩の閾値の上昇率が高い。亜鉛の摂取量不足では味覚障害になる。

2 器械・器具等

❶種類を明記しない表に示した検液
　※味覚検査用の市販の検査薬もあるが濃度が異なる。
　※味の種類を明記せずに，A，B，C，D，E，Fのように記号化する。濃度の薄い検液から1，2，3，4，5とし，A-1，A-2，…，F-4，F-5と30種類の検液を用意する。
❷紙コップ
❸脱脂綿
❹試験管
❺駒込ピペット

3 方法と手順

①測定者は，被験者に年齢，喫煙状況等について問診を行う。
②被験者は，蒸留水で口をよくすすぎ，口腔内を脱脂綿でぬぐう。
③測定者は，検液A-1を駒込ピペットで10mL程度（一口分）紙コップに入れ，被験者に渡す。
④被験者は，検液を一口に含んで口中に行き渡らせ，5秒程したら吐き出す。
⑤被験者は，上記「 2 -1 味覚部位の検査」の《判定基準》に従って判定し，測定者は，結果を記録する。
⑥被験者は，蒸留水で口をすすぐ。

表 検液の種類と濃度   (％)

検　液	ショ糖溶液	酢酸溶液	食塩水	塩酸キニーネ溶液	グルタミン酸ナトリウム溶液	蒸留水
1	0.30	0.006	0.10	0.0002	0.02	―
2	0.45	0.009	0.15	0.0003	0.03	―
3	0.60	0.012	0.20	0.0004	0.04	―
4	0.75	0.015	0.25	0.0005	0.05	―
5	0.90	0.018	0.30	0.0006	0.06	―

⑦検液A-2，3，4，5の順に同様に判定を行う。
　※途中で味の確認ができた場合は，検液5まで行わなくてもよい。
⑧検液B，C，D，E，Fについても，②～⑦の操作を繰り返す。
⑨判定した味が正しかったかどうかを確認する。

4 結果の整理

①異なる被験者で味覚閾値に差があるかを比較する。
②問診の結果と味覚閾値に関連があるかを考察する。

3 皮膚感覚

1 基礎知識

　身体内外の刺激は，感覚器によって受容し，感覚神経を通して中枢に伝えられている。感覚器の存在部位によって，特殊感覚（視覚・嗅覚・味覚・聴覚・平衡覚），体性感覚（触覚，圧覚，痛覚，温覚，冷覚，運動感覚，位置感覚），内臓感覚（内臓痛覚，臓器感覚）に分類できる。

　皮膚には，感覚点という点状の感覚を生じる場所が存在する。そのため，皮膚に点状の刺激を与えると，感覚の生じる場所と生じない場所がある。皮膚の感覚の種類に対応して，触点，圧点，冷点，温点，痛点がある。

　感覚点の密度は，感覚の種類と皮膚の部位によって異なる。大脳新皮質の体性感覚野は，皮膚などの体性感覚の中枢である。体性感覚野の広さは，感覚情報を感知する面積ではなく，そこに存在する感覚点の数と鋭敏性に関係している。

2 器械・器具等

❶スピアマン式触覚計（図）
❷水性マーカー
❸定規
❹目隠し（アイマスク等）

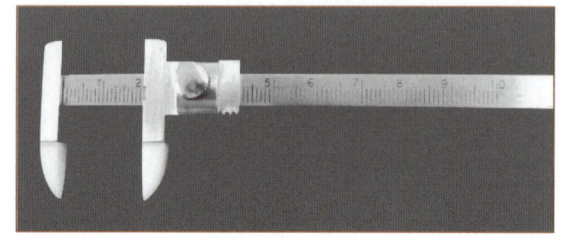

図 スピアマン式触覚計

3 方法と手順

①測定者は，被験者のいずれかの指の付け根から手の甲までマーカー等で1本の線を引き，その線上に1点だけ印を付ける。
②被験者は目を閉じるか目隠しを行う。
③測定者は，印を付けた点にスピアマン式触覚計の一方の触針で触れ，次に他方の触針を先の針と密着させて触れる。このとき，いずれの場合も1点と感じたことを被験者に確認する。
④測定者は，印を付けた点を基準として触針を少しずつ開いて，2つの触針に均等な圧をかけながら，同時に皮膚に触れ，被験者に確かめながら2点と感じる最小の距離（同時閾）を求める。
⑤しばらくしてから，反対に触針を狭めていき，同じく2点と感じる最小の距離を求める。これを2回繰り返して，その平均値を求め，2点閾値とする。
⑥同様に手のひら・上腕・下腿・肩・口唇などで行う。

4 結果の整理

身体の各部位で同時閾はどのように異なったか。また，それはなぜかを考察する。

4 深部感覚

1 基礎知識

ドイツの解剖学・生理学者のE.H.Weberが見いだした感覚の法則をウェーバーの法則という。感覚の強さの差を感じる最小の値を弁別閾（ΔI）という。

弁別閾（ΔI）は，刺激強度（I）が増せば，それに比例して増すという関係にあり，その比$\Delta I/I$（ウェーバー比）は一定であるとするものである。ウェーバーの法則は重量感覚にもあてはまる。

2 器械・器具等

❶ 50，100，200，300，500mLビーカー各2個
❷ 自動上皿天秤
❸ 50mLメスシリンダー

❹駒込ピペット

❺目隠し(アイマスク等)

3 方法と手順

①測定者は，2つの50mLビーカーA，Bにそれぞれ水を入れ，ビーカーの重量が正確に50gになるように，水を加減して調整する。

②被験者は目を閉じるか目隠しを行う。

③ビーカーA，Bを被験者の左右の手のひらにそれぞれを同時に載せる。

④被験者は，2つのビーカーを左右で交換するなどして，両ビーカーの重量が等しい感覚を確認する。

⑤ビーカーAの重さを基本重量Rとする。

⑥ビーカーBに洗浄ビンで少しずつ連続的に水を入れる。

⑦被験者がビーカーAとBの重さに差を感じ始めたときのBの重量を測定する。

⑧①〜⑦を数回繰り返して，平均値⊿Rを計算する。

⑨基本重量Rを100，200，300，500gと変化させて，①〜⑧の操作を繰り返す。

⑩Rを横軸にとり，⊿R/Rを縦軸にグラフを描く。

4 結果の整理

①結果がウェーバーの法則と一致しているかを比較する。

②基本重量Rと⊿R/Rの関係はどのようであったかを考察する。

③ほかの感覚でも同様のことがいえるかを調べてみる。

■ 参考文献

1) A.シェフラー，S.シュミット編著/三木明憲，井上貴央監訳：からだの構造と機能，西村書店，東京(1998)

2) 坂井建雄，岡田隆夫：系統看護学講座　専門基礎分野　人体の構造と機能①　解剖生理学第9版，医学書院，東京(2014)

3) 川村一男編著：新訂解剖生理学実験，建帛社，東京(2012)

4) 青峰正裕，藤田守編著：Nブックス実験シリーズ　解剖生理学実験，建帛社，東京(2009)

9章 エネルギー代謝

1 実習の意義

　生体は，食事により栄養素を摂取することによって，エネルギーを補給し，体組織を構成し，生理機能を維持している。

　その一方で，呼吸・循環機能を動員して酸素を摂取し，エネルギー源（炭水化物，脂質，たんぱく質）を分解することによって連続的にエネルギー代謝を行っている。

　エネルギー代謝を測定することによって，消費されるエネルギー量をもとにして，生活に必要なエネルギー量を知ることができる。このことは，推定エネルギー必要量のみならず，たんぱく質やビタミンB_1，B_2，ナイアシンなどの摂取基準を考えるための重要な手がかりにもなり得る。また，生体内での各々のエネルギー源の燃焼状況を知ることもできる。

　このように，エネルギー代謝の測定は栄養学の基礎となるもので，栄養指導など多くの分野と深く関わっており，その意義は非常に大きい。一方，循環器疾患や代謝性疾患などに代表される生活習慣病の予防・改善に対しては，身体活動が有効であることがよく知られている（健康づくりのための身体活動基準2013・健康づくりのための身体活動指針）。エネルギー代謝の測定は，健康指導を進める上で今後ますます重要となる運動分野の理解を深めるためにも欠かせないものでもある。

　一般に行われているエネルギー代謝の測定は，睡眠時代謝，基礎代謝，安静時代謝，作業（運動）時代謝などである。その測定方法には，直接法と間接法の2種類があり，間接法はさらに閉鎖式と開放式に分類される。

　本章では，これらのうちで実験・実習が可能であると考えられる開放式測定法の1つであるダグラスバッグ法による安静時代謝，作業（運動）時代謝を取り上げる。

　この測定方法は，大気の組成（O_2（酸素）：20.93％，CO_2（二酸化炭素）：0.03％，N_2（窒素）：79.04％）を一定としたときの吸気中と呼気中のO_2量の差を測定するものである。

> **健康づくりのための身体活動基準2013・健康づくりのための身体活動指針**
> 平成25年，新たな科学的知見に基づき，健康づくりのための運動基準・運動指針2006の改定が行われ，身体活動が生活活動と運動とに分類されている。

2 ダグラスバッグ法による安静時・作業時のエネルギー代謝

1 基礎知識

　ダグラスバッグ法によるエネルギー代謝の測定は，呼出した息，すなわち呼気ガス（以下，呼気）の分析に基づいて行われる。

　したがって，これらの測定にあたっては，呼気の分析で用いられるガスの状態の表示分類，ATPS，BTPSおよびSTPDの3つに関する基礎知識が必要となる。

❶ATPS

　ATPSとは，ambient temperature and pressure, saturated with water vapor（測

定時温度，大気圧，水蒸気飽和状態）の略である。直接または間接的にガスメータ（p.86）に流される呼気量は，測定時の環境下のものである。したがって，この測定時の量は，肺機能とエネルギー代謝のデータとしてはそのままでは用いることはできない。

❷ BTPS

BTPSとは，body temperature and pressure, saturated with water vapor（体温，大気圧，水蒸気飽和状態）の略である。実際に肺を通過する呼気量は，この状態のものである。したがって，肺機能に関する測定値は，すべてATPSからBTPSに補正されて表示される。

❸ STPD

STPDとは，standard temperature and pressure, dry（0℃，1気圧，水蒸気を含まない状態）の略である。1 molの気体は，0℃，1気圧，乾燥状態，すなわち，標準状態で22.4Lである。したがって，生体内における化学反応に直接関係するO_2やCO_2の量は，STPDで表される。

❹ ATPS→STPDへの変換（図9-1）

ATPS→STPDへの変換は，次式により行われる。

$$V(\text{STPD}) = V(\text{ATPS}) \times \left(\frac{273}{273 + t} \times \frac{P - P_{H_2O}}{760} \right)$$

ただし，V：量
　　　　273：0℃に相当する絶対温度（K）
　　　　t：ガス温度（℃）
　　　　P：気圧（mmHg）
　　　P_{H_2O}：t℃における飽和水蒸気圧（mmHg）
　　　　760：mmHg（1気圧）

変換式の大（　）内をSTPD換算係数，または標準状態換算係数という。

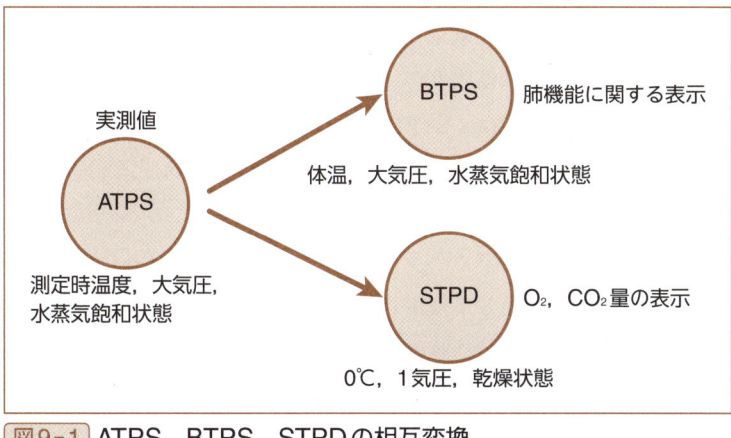

図9-1 ATPS，BTPS，STPDの相互変換

❺ATPS→BTPSへの変換（図9-1）

ATPS→BTPSへの変換は，次式により行われる。

$$V(\text{BTPS}) = V(\text{ATPS}) \times \left(\frac{273+37}{273+t} \times \frac{P-P_{H_2O}}{P-47}\right)$$

ただし，V：量

273：0℃に相当する絶対温度（K）

37：肺内温度（℃）

t：ガス温度（℃）

P：気圧（mmHg）

P_{H_2O}：t℃における飽和水蒸気圧（mmHg）

47：37℃における飽和水蒸気圧（mmHg）

変換式の大（　）内をBTPS換算係数という。

参考表 各温度における飽和水蒸気圧

温度(℃)	飽和水蒸気圧(mmHg)	温度(℃)	飽和水蒸気圧(mmHg)	温度(℃)	飽和水蒸気圧(mmHg)	温度(℃)	飽和水蒸気圧(mmHg)	温度(℃)	飽和水蒸気圧(mmHg)	温度(℃)	飽和水蒸気圧(mmHg)
0.0		7.5	7.8	15.0	12.8	22.5	20.5	30.0	31.9		
0.5		8.0	8.0	15.5	13.2	23.0	21.1	30.5	32.8		
1.0		8.5	8.3	16.0	13.6	23.5	21.7	31.0	33.7		
1.5		9.0	8.6	16.5	14.1	24.0	22.4	31.5	34.7		
2.0		9.5	8.9	17.0	14.5	24.5	23.1	32.0	35.7		
2.5		10.0	9.2	17.5	15.0	25.0	23.8	32.5	36.7		
3.0		10.5	9.5	18.0	15.5	25.5	24.5	33.0	37.8		
3.5		11.0	9.8	18.5	16.0	26.0	25.2	33.5	38.8		
4.0		11.5	10.2	19.0	16.5	26.5	26.0	34.0	39.9		
4.5		12.0	10.5	19.5	17.0	27.0	26.8	34.5	41.1		
5.0	6.5	12.5	10.9	20.0	17.5	27.5	27.6	35.0	42.2		
5.5		13.0	11.2	20.5	18.1	28.0	28.4	35.5			
6.0	7.0	13.5	11.6	21.0	18.7	28.5	29.2	36.0			
6.5		14.0	12.0	21.5	19.2	29.0	30.1	36.5			
7.0	7.5	14.5	12.4	22.0	19.8	29.5	31.0	37.0	47.0		

資料）金井正光編/金井泉：臨床検査法提要，改訂第29版，金原出版(1983)および中川一郎編：栄養学実験書，朝倉書店(1955)

❷ 器械・器具等（図9-2）

❶水銀気圧計

❷ガスメータ（換気量計）：呼気量を測定するために用いられる。乾式と湿式の2種類があるが，一般には乾式ガスメータが用いられることが多い。

❸温度計：ガス温度の測定は，STPD換算係数を求めるために必要となる。

❹ダグラスバッグ：呼気を採集するための袋。通常，150Lと200Lの容量のものが用いられる。

❺二方活栓：一方にダグラスバッグを連結（固定）（図9-2）し，もう一方にガスマスクからの蛇管を連結して使用し，呼気採集時や呼気量測定時の開閉の切換に用いられる。**三方活栓**は，呼気を連続的に採集する場合に用いられる。

❻サンプルチューブ：ダグラスバッグ中のO_2・CO_2濃度を測定するために用いる，呼気の一部を採取するためのチューブ。

> **温度計**
> ガス温度測定のための温度計は，ガスメータに内蔵されていることが多い。内蔵でない場合には，ガスメータ出口に棒状の温度計を設置する。

> **三方活栓**
> 一方にガスマスクからの蛇管を連結し，残りの二方にダグラスバッグを連結する。切換コックの操作により，ガスマスクとどちらかのダグラスバッグがつながることになる。

❼ガスマスク：呼気をダグラスバッグ中に採集するためのマスク。
❽ガスマスク止め：ガスマスクを顔面に装着するための補助具。
❾蛇管：ダグラスバッグとガスマスク，ガスメータなどの相互連結に用いる。
❿呼気O_2・CO_2濃度分析器（ポータブルガスモニター）：呼気中のO_2・CO_2濃度の測定に用いる。ダグラスバッグ法では，図9-2左下の写真のような分析器が用いられる（側注：**ブレスバイブレス法**を参照）。
⓫標準ガス：ポータブルガスモニターの校正を行うために用いる。通常，純N_2ガスと1〜2種類のO_2・CO_2混合ガスが用いられる。
⓬ストップウォッチ
⓭エネルギー代謝測定用紙

ブレスバイブレス法
ダグラスバッグ法とは異なり，1回の呼吸ごとのガス分析を高速で測定する方法。呼気をダグラスバッグに採集せずに瞬時に呼気量，呼気中O_2・CO_2濃度を測定できる。

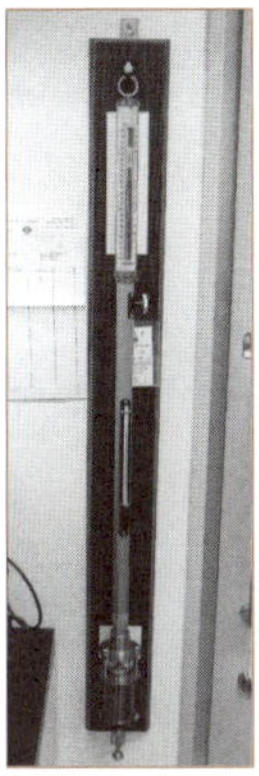

水銀気圧計（日本計量器工業(株)）　ガスメータ（(株)シナガワ）

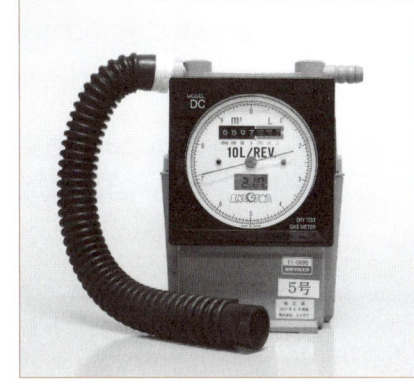

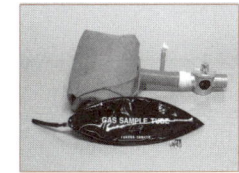

ダグラスバッグ（奥）とサンプルチューブ（手前）
（ヴァイズメディカル(株)）＊

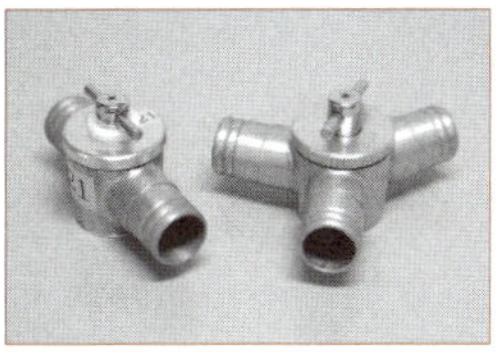

二方活栓（左）と三方活栓（右）

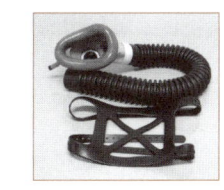

ガスマスクと蛇管（奥），ガスマスク止め（手前）

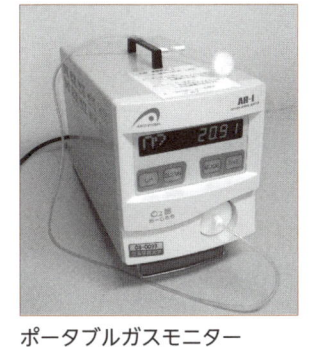

ポータブルガスモニター
（(有)アルコシステム）

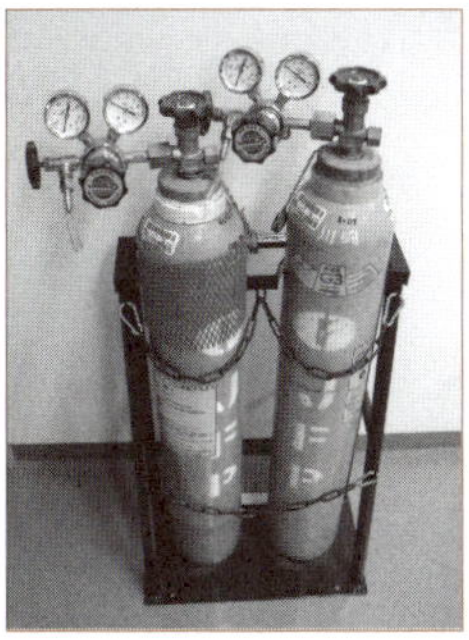

標準ガス

図9-2 エネルギー代謝の測定のための器械・器具等
＊図中の機器は医療機器ではない

3 方法と手順(図9-3)

❶安静時代謝

(1) 準備

①測定は，食事や運動の直後を避ける。
②エネルギー代謝測定用紙(例)(表9-1)のように必要事項を記入する。
③気圧を測定する。
④ダグラスバッグを完全に絞った後，切換コック(二方活栓)を閉じる。
⑤ガスマスクを消毒用アルコール綿でふく。

(2) 実施

①被験者は測定の妨げになるようならば，着衣をゆるめ，椅子に座る。
②測定者は，被験者がガスマスクを顔面に装着(鼻と口の両方が覆われる)した後，ガス漏れが起こらないかどうかをチェックする。必要に応じて，ガスマスクをガスマスク止めで顔面に固定させる。次いで，ガスマスクとダグラスバッグを連結する。

> ※危険防止のための重要事項
> ガスマスクには2枚の弁があるが，呼気を吐き出す側の弁がめくれるとダグラスバッグ中に送られた呼気が逆流して酸欠状態を引き起こす。被験者が苦しそうな場面では，測定を中断して弁がめくれていないかを確認することが重要である。

③測定者は被験者が普通に呼吸を行い，ガスマスクに慣れたところで，ダグラスバッグの切換コックを開き，計時を開始する。
④正確に5分間経過後，測定者はダグラスバッグの切換コックを閉じる。
⑤ダグラスバッグ中を十分に撹拌する。
⑥ダグラスバッグにサンプルチューブを接続する。
⑦サンプルチューブをダグラスバッグ中の呼気で1～2回共洗いした後に，サンプルチューブに呼気を採取する。
⑧ガスメータの目盛り(ガスメータ読み1)を記録する。次いで，ダグラスバッグ中の呼気をガスメータに流してガス温度を測定した後に，ガスメータの目盛り(ガスメータ読み2)を記録する。
⑨サンプルチューブ中のO_2・CO_2濃度を，ポータブルガスモニターで測定する。

❷作業(運動)時代謝

作業(運動)時代謝の測定には多くの方法があるが，基本的には定常状態を得られる方法と得られない方法とに分けて考える必要がある。

定常状態を得られる方法では，3～5分間の作業(運動)を行い，最後の1～2分間の呼気を採集する。一方，定常状態を得られない方法では，作業(運動)後にも安静時O_2摂取量のレベルに戻るまで呼気を採集しなければならない(4章, p.49参照)。

呼気の採集や分析の方法は，安静時代謝の場合と同様である。

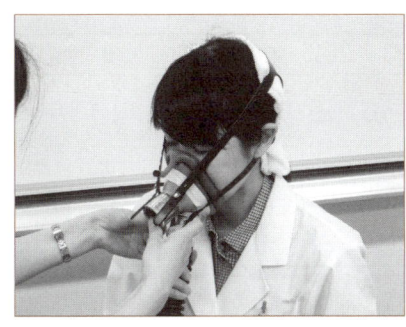

ガスマスクの装着

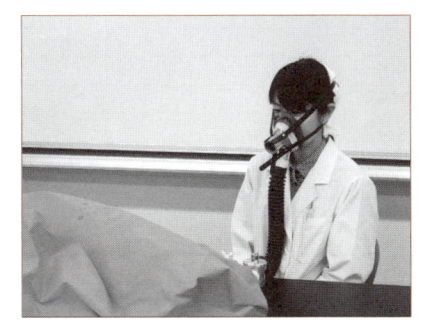

安静時代謝の測定

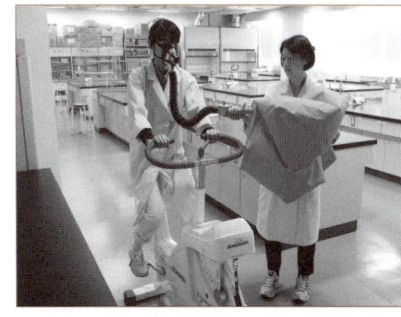

作業（運動）時代謝の測定（自転車エルゴメーター）

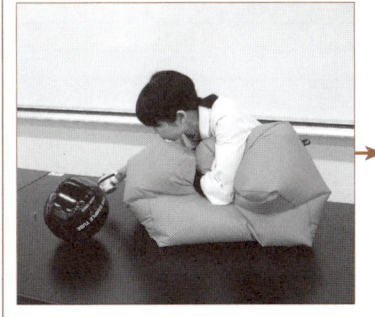

サンプルチューブに呼気を採取中 → ガスメータに呼気を流す

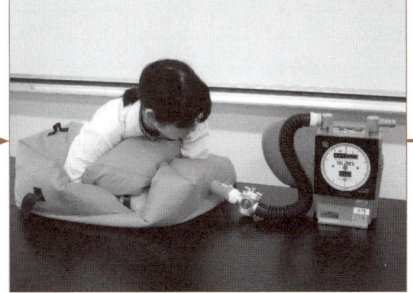

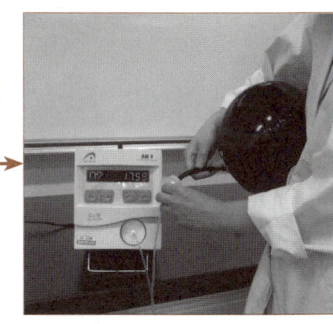

呼気O_2・CO_2濃度の分析

図9-3 エネルギー代謝の測定

表9-1 エネルギー代謝測定用紙（例）

被験者No. 73	2015 年 4 月 1 日測定	天候	晴	乾	20.0 ℃	湿	18.0 ℃

被験者	山 田 太 朗	大正 昭和 平成	10 年 4 月 1 日生	男・女	満 17 歳 0 カ月

身長	175.0 cm	体重	65.0 kg	体表面積	1.74 m²
気圧	767.5 mmHg	気圧計補正	2.5	補正気圧	765.0 mmHg

備考

測定条件	単位	安静 0〜5′	運動 0〜2′	2〜4′	4〜5′	5〜6′		
採気時間	分	5′	2′	2′	1′	1′		
ダグラスバッグ番号		1	2	3	4	5		
サンプルチューブ番号		1	2	3	4	5		
ガス温度	℃	19.5						
STPD換算係数		0.9186						
ガスメータ読み2	L	662.36						
ガスメータ読み1	L	620.84						
2−1＋サンプル	L	45.52	（サンプルチューブ容量が4.0Lの場合）					
呼気量STPD	L	41.81						
1分間呼気量STPD	L	8.36						
呼気 O_2%		18.00						
CO_2%		2.70						
O_2+CO_2%		20.70						
O_2換算%		21.00						
O_2摂取%		3.00						
CO_2排泄%		2.67						
O_2摂取量	L	1.254						
CO_2排泄量	L	1.116						
1分間O_2摂取量	L	0.251						
1分間CO_2排泄量	L	0.223						
呼吸交換比		0.89						
O_2負債量	L							
O_2需要量	L							
1分間エネルギー消費量	kcal	1.233						
呼吸数	回	17						
1分間換気量BTPS	L	10.05						
1回換気量	L	0.59						
心拍数		60						
酸素脈	mL	4.2						

4 結果の整理

❶エネルギー代謝の測定で得られる直接的な結果について

①気圧,気圧計補正,補正気圧:気圧を水銀気圧計で測定した場合には,補正が必要である(表9-2)。

②STPD換算係数:気圧とガス温度からガス量をSTPDに換算するための係数(p.85)である。

表9-1の例の場合には,

$$\frac{273}{273+19.5} \times \frac{765.0-17.0}{760} = 0.9186$$

③2-1+サンプル:ガスメータ読み2-ガスメータ読み1+サンプル量である。

④呼気量STPD:呼気量の計測値(③)にSTPD換算係数(②)を掛ける。

⑤1分間呼気量STPD:呼気量STPD(④)÷採気時間(分)である。

⑥呼気O_2%, CO_2%, O_2%+CO_2%:ポータブルガスモニターで測定した実測値である。

⑦O_2換算%:呼気量と吸気量は,厳密には一致しない場合が多い。呼気中のN_2濃度が79.04%よりも大きい場合には,摂取されたO_2量よりも排泄されたCO_2量の方が少ない(呼吸交換比は1よりも小さい)。

O_2換算%は,p.92のColumnの考え方で求められる。

表9-1の例の場合には,

$$\frac{100-20.7}{79.04} \times \frac{20.93}{100} \times 100 = \begin{matrix}21.00\\20.998\end{matrix}$$

表9-2 水銀気圧計の温度による補正表

温度(℃)	水銀気圧計の読み(mmHg) 740	750	760	770	温度(℃)	水銀気圧計の読み(mmHg) 740	750	760	770
1	0.1	0.1	0.1	0.1	16	1.9	1.9	2.0	2.0
2	0.2	0.2	0.3	0.3	17	2.0	2.1	2.1	2.1
3	0.4	0.4	0.4	0.4	18	2.2	2.2	2.2	2.3
4	0.5	0.5	0.5	0.5	19	2.3	2.3	2.3	2.4
5	0.6	0.6	0.6	0.6	20	2.4	2.4	2.5	2.5
6	0.7	0.7	0.7	0.8	21	2.5	2.6	2.6	2.6
7	0.8	0.9	0.9	0.9	22	2.6	2.7	2.7	2.7
8	1.0	1.0	1.0	1.0	23	2.8	2.8	2.8	2.9
9	1.1	1.1	1.1	1.1	24	2.9	2.9	3.0	3.0
10	1.2	1.2	1.2	1.3	25	3.0	3.0	3.1	3.1
11	1.3	1.3	1.4	1.4	26	3.1	3.2	3.2	3.2
12	1.4	1.5	1.5	1.5	27	3.2	3.3	3.3	3.4
13	1.6	1.6	1.6	1.6	28	3.4	3.4	3.5	3.5
14	1.7	1.7	1.7	1.8	29	3.5	3.5	3.6	3.6
15	1.8	1.8	1.9	1.9	30	3.6	3.7	3.7	3.7

⑧ O_2摂取%：O_2換算%（⑦） − 呼気O_2%（⑥）である。

⑨ CO_2排泄%：本来ならばO_2の場合と同様に，呼気CO_2%からCO_2換算%を引くことによって求められるが，大気中のCO_2濃度は極めて低いので，呼気CO_2%（⑥） − 0.03%で計算しても差はない。

⑩ O_2摂取量：呼気量STPD（④）× O_2摂取%（⑧）÷ 100である。

⑪ CO_2排泄量：呼気量STPD（④）× CO_2排泄%（⑨）÷ 100である。

⑫ 1分間O_2摂取量：O_2摂取量（⑩）÷ 採気時間（分）である。

⑬ 1分間CO_2排泄量：CO_2排泄量（⑪）÷ 採気時間（分）である。

⑭ 呼吸交換比：従来，一般的に呼吸商と呼ばれていたが，組織における呼吸商とは必ずしも一致しないので，正確には呼吸交換比である（Rと呼ばれることもある）。CO_2排泄%（⑨）÷ O_2摂取%（⑧），またはCO_2排泄量（⑪）÷ O_2摂取量（⑩）である。

Column　O_2換算%の求め方

$\dot{V}_{O_2}$：酸素摂取量　　E：呼気量
I_{O_2}：吸気中酸素量　　a：呼気中O_2%
E_{O_2}：呼気中酸素量　　b：呼気中CO_2%
I：吸気量

とすると，大気中のO_2濃度は20.93%，CO_2濃度は0.03%，N_2濃度は79.04%なので，

$$\dot{V}_{O_2} = I_{O_2} - E_{O_2}$$
$$I_{O_2} = I \times \frac{20.93}{100}, \quad E_{O_2} = E \times \frac{a}{100}$$
$$よって，\dot{V}_{O_2} = I \times \frac{20.93}{100} - E \times \frac{a}{100} \cdots ①$$

N_2は体内には全く吸収されないことが分かっているので，

$$I \times \frac{79.04}{100} = E \times \frac{100-(a+b)}{100}$$
$$I = E \times \frac{100-(a+b)}{100} \times \frac{100}{79.04} = E \times \frac{100-(a+b)}{79.04} \cdots ②$$

②を①に代入すると，

$$\dot{V}_{O_2} = E \times \frac{100-(a+b)}{79.04} \times \frac{20.93}{100} - E \times \frac{a}{100}$$
$$= E \times \left\{ \frac{100-(a+b)}{79.04} \times \frac{20.93}{100} - \frac{a}{100} \right\}$$

上式の，$\frac{100-(a+b)}{79.04} \times \frac{20.93}{100}$を100倍（%表示）したものが$O_2$換算%である。

表9-1の例の場合には，

$$\frac{100-20.7}{79.04} \times \frac{20.93}{100} \times 100 = \frac{21.00}{20.998}$$

表9-3 混合酸化における炭水化物および脂肪の割合，O_2 1L 当たりのエネルギー消費量

非たんぱく質呼吸商RQ	1L全エネルギー発生に関与する割合(%) 炭水化物	脂肪	1Lの酸素に対するエネルギー(kcal)	非たんぱく質呼吸商RQ	1L全エネルギー発生に関与する割合(%) 炭水化物	脂肪	1Lの酸素に対するエネルギー(kcal)
0.707	0	100	4.686	0.86	54.1	45.9	4.875
0.71	1.10	98.9	4.690	0.87	57.5	42.5	4.887
0.72	4.76	95.2	4.702	0.88	60.8	39.2	4.899
0.73	8.40	91.6	4.714	0.89	64.2	35.8	4.911
0.74	12.0	88.0	4.727	0.90	67.5	32.5	4.924
0.75	15.6	84.4	4.739	0.91	70.8	29.2	4.936
0.76	19.2	80.8	4.751	0.92	74.1	25.9	4.948
0.77	22.8	77.2	4.764	0.93	77.4	22.6	4.961
0.78	26.3	73.7	4.776	0.94	80.7	19.3	4.973
0.79	29.9	70.1	4.788	0.95	84.0	16.0	4.985
0.80	33.4	66.6	4.801	0.96	87.2	12.8	4.998
0.81	36.9	63.1	4.813	0.97	90.4	9.6	5.010
0.82	40.3	59.7	4.825	0.98	93.6	6.4	5.022
0.83	43.8	56.2	4.838	0.99	96.8	3.2	5.035
0.84	47.2	52.8	4.850	1.00	100.0	0	5.047
0.85	50.7	49.3	4.862				

資料）Zuntz and Schumberg

⑮ O_2 負債量：作業（運動）後の O_2 摂取量 － 安静時の O_2 摂取量である。

⑯ O_2 需要量：作業（運動）に要した O_2 摂取量である（4章，p.49参照）。

⑰ エネルギー消費量：O_2 摂取量に呼吸交換比と同一数値の非たんぱく質呼吸商から求めた O_2 1L 当たりのエネルギー発生量を掛ける（表9-3）。

なお，呼吸商を用いる際には，正確にはたんぱく質由来のエネルギーを考慮しなければならないが，短時間の測定では実用上大きな差はない。

また，作業（運動）時には過呼吸により，呼吸交換比が1を超える場合がある。この場合には，エネルギー源の大部分が炭水化物に由来するので，便宜上，表9-3の非たんぱく質呼吸商1.00における数値を用いて計算する。

⑱ 呼吸数：同時にできれば測定する（**サーミスター**を使う場合が多い）。

⑲ 換気量BTPS：p.86参照。

⑳ 1回換気量：換気量BTPSを呼吸数で除して求める。

❷ 直接的な結果から発展させた解析について

(1) **メッツ値**

作業（運動）時代謝量（作業時のエネルギー消費量）を安静時代謝量（安静時のエネルギー消費量）で除すことで求められる。

(2) **酸素脈（心拍数1拍当たりの O_2 摂取量）**

(3) **推定最大酸素摂取量**（図9-4）

(4) **エネルギー効率**

粗効率 ＝ 仕事量 ÷ 作業（運動）時のエネルギー消費量

> サーミスター
> 呼吸数を測定するためのセンサーで，ガスマスクの内部にセットする。

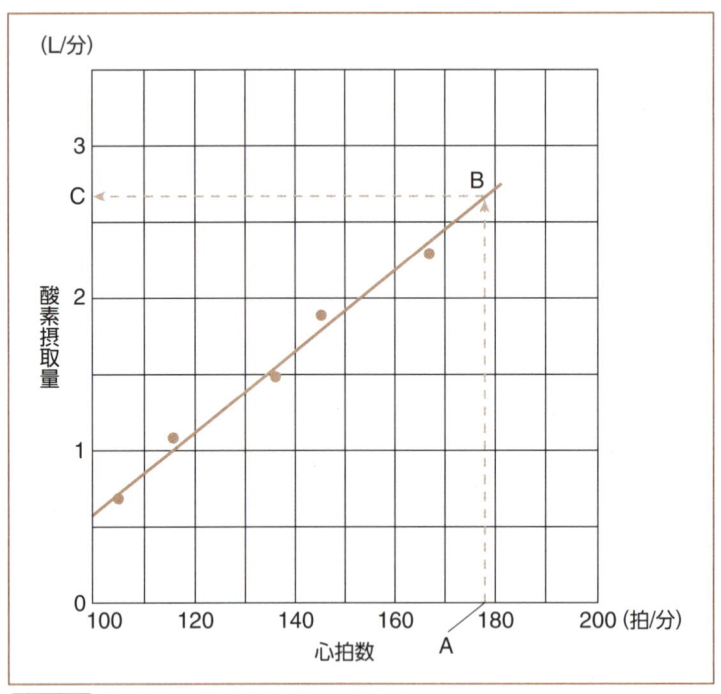

図9-4 推定最大酸素摂取量の求め方

注）推定最大心拍数（一般に（210～220）－年齢で求められる）がAの場合，Aを通る縦軸との平行線と回帰直線との交点Bを求める。Bを通る横軸との平行線と縦軸との交点Cが，推定最大酸素摂取量になる。
　一般に，心拍数と酸素摂取量との間には直線関係がある。個人について，2点以上の心拍数と酸素摂取量の関係が分かれば，図のように最大心拍数までその関係を延長すればよい。回帰直線は，正確には最小二乗法で求められるが，目測で求めても大差ない

資料）文献4

　　純効率 = 仕事量 ÷ （作業（運動）時のエネルギー消費量 － 安静時のエネルギー消
　　　　費量）

（自転車運動のエネルギー効率は20％程度である：4章，p.46参照）。

その他，自覚的運動強度との関連などを調べてみるのもよい。

実験・実習の組み方によっては，生体に関する非常に多くのデータを得ることができ，幅広い考察が可能となる。

■ 参考文献 ....

1) 中川一郎編：栄養学実験書，朝倉書店，東京(1955)
2) 体育科教育研究会編：体育学実験・演習概説，大修館書店，東京(1979)
3) 高橋徹三，山田哲雄：新栄養士課程講座　運動生理学，建帛社，東京(2005)
4) 池上晴夫：現代の体育・スポーツ科学　運動処方―理論と実際―，朝倉書店，東京(1986)

10章 腎機能

1 実習の意義

　腎臓は，血液を濾過することにより，体液の量，浸透圧，pHを一定に保つ働き，不要物の除去，体に必要な成分の保持を行う。また，ビタミンD_3の活性化，エリスロポエチン，レニンなどのホルモンの産生や分泌等も行っている重要な臓器である[5]。

　そのため，腎臓の濾過機能に異常が生じると，尿にその兆候が現れてくる。例えば，糸球体が腎炎などにより損傷されると，通常では濾過されない赤血球，たんぱく質が尿中に認められるようになる。

　また，腎機能に異常がないにもかかわらず，他の器官の異常により尿にその兆候が現れることがある。例えば，糖尿病の場合，腎機能に異常はないが血糖値が尿細管の**排泄閾値**を超えるので，通常の検査では陰性であるグルコースが尿中に認められるようになる。このように，尿を調べることにより，腎機能の異常だけではなく他の器官の異常をも知り得ることが多い。

> **排泄閾値**
> グルコースは血中濃度が一定の値を超えると，尿細管で再吸収しきれなくなり，尿中に排泄されてしまう。尿中に排泄されない限界の濃度のこと。血糖の排泄閾値は160～180 mg/dL。

　尿検査には，尿量，pH，比重，色調，混濁などを調べる一般性状検査，試験紙による尿の簡易検査，糸球体の濾過機能を調べるクレアチニン・クリアランス（以下，Ccr）等がある。これらの検査は，各種疾患の診断に役立つだけではなく，自覚症状が出る前の早期発見にもつながる。

　一般性状検査の尿量は，腎機能，尿路の状態，ADH（バソプレシン；抗利尿ホルモン）の分泌状態，pHは体内の酸塩基平衡，比重は尿の濃縮状態，色調は代謝異常疾患，混濁は尿路系疾患，細菌尿等を知ることができる。

　試験紙による尿の簡易検査は操作が簡単であり，その場で判定できるという利点がある。グルコース，ケトン体，たんぱく質，pH等，多項目にわたる検査が短時間で同時にできるため，**スクリーニング検査**に用いられている。

> **スクリーニング検査**
> 目的を絞った精密検査をする前の「ふるい分け」検査。外来で最初に行う検査，定期健康診断，人間ドックでの検査。

　糸球体は血液の濾過装置である。血液が糸球体で濾過されてボウマン嚢へ押し出される1分間当たりの濾過量（mL/分）を，糸球体濾過量（以下，GFR）という。クレアチニンは尿細管で再吸収も分泌もほとんどされない物質なので，CcrはほぼGFRと同じ値になる。

　GFRは種々の原因で増減する。例えば，ネフローゼ症候群のように基底膜の穴が大きくなると，濾過量は増加する。また，糸球体腎炎による炎症で穴が小さくなると，濾過量は減少する。

　したがって，Ccrの測定は糸球体の病変を知る上できわめて重要な検査となる（Ccr値と腎障害の程度）。

> **Ccr値と腎障害の程度**[2]
> 正常：71 mL/分以上
> 軽度障害：51～70 mL/分
> 中等度障害：31～50 mL/分
> 高等障害：30 mL/分以下

2 尿の採取，尿量と一般性状，定性試験

2-1 尿の採取，尿量と一般性状

1 基礎知識

❶尿の採取と保存方法

尿の採取方法には，カテーテル等の器具を使う方法もあるが，被験者自身が採尿する方法が一般的である。

尿の種類には，1回の採取で初尿，中間尿，全尿の3種類がある。初尿は，排尿の最初の部分のみを採取した尿であり，尿道炎の検査などに用いられる。中間尿は，排尿の最初と最後の部分を捨て，中間部分を採取した尿である。中間部分を採取することにより，尿道や陰部の雑菌混入を防ぐことができる。全尿は初尿，中間尿を含む1回で採尿できるすべての尿である。また，採尿時間で分類すると**スポット尿**，一定時間の全尿を採尿する方法，24時間蓄尿等がある。

尿は，時間が経つと成分が分解したり変化したりするので，尿の検査は採尿直後の新鮮なもので行う必要があるが，24時間蓄尿や長期間保存が必要なときは，**トルエン**等の保存剤を入れて[4]採尿し，冷暗所で保存する。尿の成分を**表10-1**に示す。

❷尿量と一般性状

①量

1日の尿量は，成人で800〜1,600mLくらいであるが，気温，摂取した水分量，発汗などにより大きく変動する。

排尿回数は，1日4〜6回であり，2回以下または10回以上は病的である。昼間と夜間の尿量との比は，3：1〜4：1であり，回数も夜間が少なく，夜間の多尿は心・腎機能低下の初徴である。尿量と疾患について**表10-2**に示す。

> **スポット尿**
> 外来の際，その場で採取する尿をいい，随時尿ともいう。スクリーニング検査用に採取する。

> **トルエン**
> 有機溶媒。尿採取のとき，蓄尿ビンに1〜2mL入れる。表面にトルエンの薄い膜ができるので，空気を遮断できる。

表10-1 24時間蓄尿による尿の成分（1日量）

項目	測定方法	基準値（24時間蓄尿）
たんぱく質	ピロガロールレッド法	50〜150mg
ブドウ糖	GOD固定化膜を使用したH_2O_2電極法	0.4g未満
尿素窒素	ウレアーゼ・LED法	2〜23g
クレアチニン	酵素法	0.3〜1.6g
クレアチン	酵素法	男性：0.20g未満，女性：0.43g未満
尿酸	ウリカーゼ・POD法	0.1〜0.8g
ナトリウム	イオン選択電極法	83〜307mmol
カリウム	イオン選択電極法	26〜63mmol
クロール	イオン選択電極法	84〜298mmol
カルシウム	酵素法	0.40g未満
無機リン	酵素法	0.40g未満
マグネシウム	キシリジルブルー法	0.10g未満

資料）自治医科大学附属病院臨床検査部

表10-2 尿量と疾患[3]

多尿(2,500mL/日以上)	糖尿病，尿崩症，腎萎縮，腎盂炎など
乏尿(500mL/日以下)	急性腎炎，ネフローゼ症候群，心不全，脱水症など
無尿(100mL/日以下)	腎炎，ネフローゼ症候群等の重症な場合など
尿　閉	前立腺肥大症，膀胱・尿路腫瘍など

表10-3 尿の色調異常と原因[4]

色　調	原　因
乳白～白濁	脂肪尿，乳糜尿，膿尿，細菌尿，リン酸塩，炭酸塩
鮮黄(蛍光)	蛍光造影剤，ビタミン剤(B_2，B_{12})，薬剤
濃黄～橙	濃縮尿，ビリルビン尿(軽度)，ウロビリン尿，薬剤
茶～黄褐	ビリルビン尿(大量)，薬剤
赤～赤褐	血尿，ヘモグロビン尿，薬剤，着色料，野菜の色素
暗褐～黒	メラニン尿，アルカプトン尿，血尿，ヘモグロビン尿，薬剤
赤褐～緑褐	ベルドグロビン，血尿
緑～青	ビリルビン尿，インジカン尿，薬剤

　正常な尿の色は，淡黄～黄褐色である。腎臓で生成される色素のウロクローム(urochrome)やウロエリスリン(uroerythrin)等の1日の排泄量はほぼ一定なので，尿量と色は反比例し，尿量が多いと淡く，少ないと濃くなる。

　したがって，尿の色で疾病の可能性を考える際には，尿量も考慮しなければならない。尿量が少なく淡色の場合は，ウロクロームの生成障害，すなわち腎機能障害が考えられる。尿の色調異常は，諸種の原因で起こる(表10-3)。

② pH

　尿のpHは，通常，5.0～7.5の範囲内にあり，常に一定の値ではなく，1日の内でも値は変動している。

　これは，体液のpHが一定(7.40±0.05)になるように，つまり体内の環境を弱アルカリ性に保つために，腎臓が体内で生じた過剰なH^+やOH^-を尿中に排泄したり，HCO_3^-を尿細管で再吸収しているためである。

　尿のpHは食事によっても変動する。植物性食品には，炭酸カリウム，炭酸ナトリウムなど**水溶液がアルカリ性を示す塩**を多く含むため，それらを多くとると尿はアルカリ性に傾く。動物性食品を多くとると，たんぱく質が分解したときに生じる硫酸塩，リン酸塩のため，尿は酸性になる。また，食後は胃内に塩酸が分泌されるため，血液の酸性度が低下するので，尿はアルカリ性になる。

　以上のことから，1回の尿のpH検査だけで病気の診断をすることはできず，継続的な検査で酸性尿やアルカリ性尿と判定された場合は，表10-4の疾患等が考えられる。

---

pH
水素イオン指数。
pH＝－log[H^+]
[H^+]が10^{-n}mol/Lのとき pH＝nとなる。
酸性：0≦pH＜7
中性：pH＝7
アルカリ性：7＜pH≦14

水溶液がアルカリ性を示す塩
弱酸と強塩基の中和で生じた塩。H_2Oと反応し，OH^-を生じるのでアルカリ性となる。NaClのような強酸と強塩基の中和で生じた塩の水溶液は水と反応しないので中性である。
例) 炭酸カリウム
$K_2CO_3 \rightarrow 2K^+ + CO_3^{2-}$
$H_2O + CO_3^{2-}$
　　$\rightarrow HCO_3^- + OH^-$
$H_2O + HCO_3^-$
　　$\rightarrow H_2CO_3 + OH^-$

表10-4 尿のpHにより異常値をとる疾患[1]

酸性尿	糖尿病性アシドーシス，肺気腫，発熱，フェニルケトン尿などの代謝性疾患など
アルカリ性尿	尿路感染症，アルカローシス，腎不全，幽門狭窄や腸閉塞で，胃液が多量に体外に損失した場合など

表10-5 尿の比重により異常値をとる疾患[3]

高比重	熱射病・激しい下痢・嘔吐による脱水，糖尿病，腎不全，心不全など
低比重	尿崩症，慢性腎炎，腎不全（利尿期）など

③比重

尿の**比重**は，尿に含まれる物質の含量を示し，通常，尿量が多いと比重は低くなり，尿量が少ないと比重は高くなる。

糖尿病では，尿量が多くても尿中にグルコースが多く含まれるので，高比重となる。健常人でも，摂取した水分量，発汗などにより尿量の増減があるため，比重も変動する。

随時1回尿の比重は1.010〜1.025であり，24時間尿は1.013〜1.015である。尿の比重により異常値をとる疾患を表10-5に示す。

④混濁

正常尿は放尿直後には澄明であるが，採尿後しばらく経ってから濁ることがある。主に**塩類**の析出，細菌の増殖によるもので病的ではない。

一方，採尿直後に混濁している場合は，病的である。腎・尿路系疾患等により，赤血球，白血球，円柱，上皮細胞，細菌などが混入すると混濁を来すため，尿を遠心分離して得られる沈渣を顕微鏡で調べる。

> **比重[7]**
> ある物質の質量と同体積の標準物質の質量の比。同じ場所で測れば，両者の比をとってもよいので比重という。標準物質は4℃の水が用いられている。

> **塩**
> 陽イオンと陰イオンからなるイオン結晶。例えば，食塩（塩化ナトリウム）は多数のNa^+とCl^-が1：1の割合で結合してできたイオン結晶である。イオン結晶を形成する正負両イオンが溶解度積以上に存在すると，両者は結合し，結晶化し，析出する。

Column 円柱[4]

円柱は，遠位尿細管，集合管内に形成される円柱状の物質である。尿細管に尿が一時的に停滞したときに，尿細管腔を鋳型として，尿細管内部に分泌されるたんぱく質等がゲル状に固まってできたところてんのような物質である。

円柱の尿への出現は，その後に再流があったことを意味する。何も入っていない円柱を硝子円柱といい，正常でも見られる円柱である。

これに各種成分が入り込んだり，変性が起こった円柱を成分円柱といい，尿細管あるいは，その上流の糸球体等に異常があることを示している。円柱に含まれる成分により，上皮円柱，赤血球円柱，白血球円柱，脂肪円柱，顆粒円柱などがある。

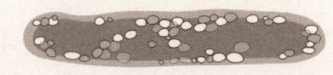

硝子円柱　　　赤血球円柱

表10-6 尿沈渣と疾患[4]

尿沈渣	疾患
赤血球	腎炎，腎結石，腎腫瘍，心不全，尿路系の炎症など
白血球	尿道炎，膀胱炎，腎炎など
円柱	腎炎，ネフローゼ症候群，心不全，高血圧など
上皮細胞	膀胱炎，尿道炎など
結晶成分	腎結石，痛風，閉塞性黄疸など

表10-7 尿沈渣の基準値[3]

尿沈渣	基準値
赤血球	2個以下/HPF
白血球	4個以下/HPF
円柱	0個/HPF（硝子円柱を除く）
上皮細胞	少数/HPF
結晶成分	少数/HPF

/HPF
(per) high power field の略。
顕微鏡400倍で観察した1視野当たりを表す。毎視野ともいう。顕微鏡100倍で観察した1視野当たりは，LPF（low power field）数視野ともいう。

表10-8 尿沈渣の結晶成分と形[4]（例）

結晶成分	形	結晶成分	形
シュウ酸カルシウム	正八面体	シスチン	正六角形板状
リン酸カルシウム	枝状，針状	ロイシン	円形放射状
炭酸アンモニウム	顆粒状ダンベル型	チロシン	針状
尿酸アンモニウム	棘のある小円状	ビリルビン	針状
尿酸	菱形	コレステロール	長方形板状

尿沈渣と疾患について表10-6に，尿沈渣の基準値について表10-7に示す。また，尿沈渣の結晶成分と形について表10-8に示す。

2 器械・器具等

❶尿の採取および尿量測定
ポリビン（プラスチックのビン），メスシリンダー，採尿カップ

❷pHの測定
MR-BTB混合試験紙（図10-1，pH試験紙ブックタイプNo.20），時計皿，ピンセット

MR-BTB混合試験紙
pH指示薬のメチルレッド（MR）とブロモチモールブルー（BTB）の混合試験紙。メチルレッドの変色域pHは4.2～6.2で，色調は赤～黄色。ブロモチモールブルーの変色域は6.0～7.6で色調は黄～青色。1回の測定でpHが4.2～7.6の範囲まで判定可能である。

❸尿比重の測定
ポケット尿比重屈折計（図10-2），スパーテル

❹混濁尿の検査
遠心分離機，顕微鏡，パスツールピペット

3 方法と手順

❶尿の採取および尿量測定

①スポット尿における中間尿採取の場合
　1）最初の尿は採取しない。
　2）次に出た尿を採尿カップに採取する。
　3）最後の尿は採取しない。

②一定時間の全量採取または24時間蓄尿の採取
　1）排尿して膀胱を空にする。完全に排尿し終わった時刻を記録する。
　2）以降一定時間または24時間全ての尿をポリビンに採尿する。

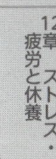

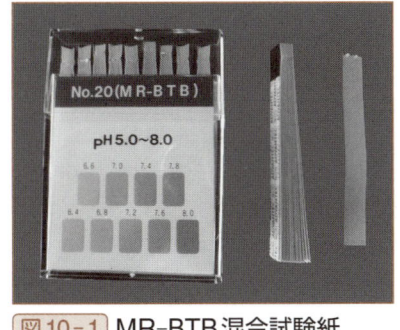

図10-1 MR-BTB混合試験紙
（アドバンテック東洋(株)）
本試験紙は尿のpHを厳密に測定するものではなく，医療用に診断に用いられるものではない

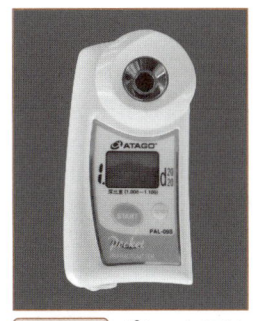

図10-2 ポケット尿比重屈折計
((株)アタゴ)

3）メスシリンダーで尿量を測定する。

❷pHの測定

①検体

24時間蓄尿および中間尿。

②操作

1）時計皿に尿を1 mLとる。

2）2 cmくらいの長さに切ったMR-BTB混合試験紙をピンセットを使って尿に浸し，直ちに引き上げ，試験紙の呈色を比色表と比較する。

❸尿比重の測定

①検体

24時間蓄尿および中間尿。

②操作

1）ポケット尿比重屈折計のプリズム面をティッシュペーパーできれいにふく。

2）スパーテルで尿をプリズム面に1滴滴下する。

3）STARTキーを押す。

> **Column**
>
> **ユリンメート® P（24時間尿比例採集器）**
>
> ユリンメート® Pは，24時間尿の1/50を正確に簡単に採取できる容器で，毎排尿時，採尿量の1/50を保存できる。小型なので携帯でき，1日の総尿量4Lまで使用可能である。
>
> ユリンメート®P
> （住友ベークライト(株)）

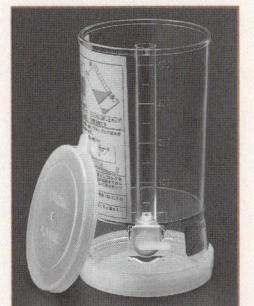

4）「———」の表示後，測定値が約2分間表示される。表示を強制的に消すには，STARTキーを2秒以上押し続ける。

5）使用後はプリズム面を水洗いし，ティッシュペーパーでプリズム面をきれいにふく。

❹混濁尿の検査

〔尿沈渣検査法〕

尿が混濁している場合は，尿を遠心分離して得られる尿沈渣を顕微鏡で調べる。

①検体

採尿1時間以内の中間尿。

②操作

1）新鮮尿をよく振って，約10mLを遠心管にとり，1,500rpmで5分間遠心する。

2）液層を捨て，沈渣と少量の尿をパスツールピペットでとり，スライドガラス上に1滴滴下，カバーガラスをかけて顕微鏡倍率400倍で観察し，1視野当たりの沈渣成分を種類別にカウントする。

〔尿混濁鑑別法〕

色調は正常であるが混濁している場合は，その原因を尿混濁鑑別法で調べる。透明化することにより判定する。

①検体

採尿1時間以内の中間尿。

②試薬

酢酸，2％塩酸，10％水酸化カリウム，エーテルエタノール混液（1：1）。

③操作

1）試験管5本（No. 1〜5）に中間尿3mLを入れる。

2）No. 1を弱火で徐々に加熱しながら観察する。尿酸塩は溶けて透明となる。

3）No. 2に酢酸を滴下する。リン酸塩は溶ける。炭酸塩はガスを発生して溶ける。

4）No. 3に2％塩酸を滴下する。シュウ酸カルシウムは溶ける。

5）No. 4に10％水酸化カリウムを滴下する。尿酸による混濁は透明になる。膿汁は膠状になる。

6）No. 5にエーテルエタノール混液（1：1）を同量加え，振り混ぜる。脂肪は溶ける。

7）以上の操作で，いずれも透明とならない場合は，細菌尿である。

8）上記の検査を行うと同時に，沈渣を顕微鏡で調べる。

4 結果の整理（表10-9，表10-10）

表10-9 尿の一般性状

	基準値	結果	判定
尿量			
pH			
比重			
色調			
混濁			

表10-10 尿の沈渣

	基準値	結果	判定
赤血球			
白血球			
円柱			
上皮細胞			
結晶成分			

2-2 定性試験

1 基礎知識

尿定性用の試験紙（以下，ウロペーパー®Ⅲ）には，グルコース測定用，ケトン体測定用などの単一項目用から，グルコース，たんぱく質，潜血，pHなど多項目が一度に測定できるものまで各種ある（図10-3）。ウロペーパー®Ⅲは，プラスチックの支持片に，反応液を染み込ませたセルロースの小片を接着剤で固定し，乾燥させたものである。操作が簡単で判定もその場でできるという利点はあるが，尿中に含まれる目的物質以外の影響で色調が変わり，疑陽性，疑陰性になることがあるので判定には留意する。ウロペーパー®Ⅲの測定項目と原理を表10-11に示す。

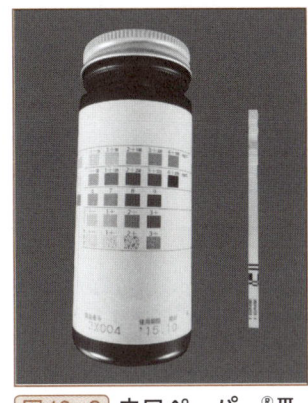

図10-3 ウロペーパー®Ⅲ
（栄研化学（株））

測定項目の基準値および考えられる疾患を表10-12に，疑陽性，疑陰性発生の原因を表10-13に示す。使用に際しては次のことに留意する。

1) ウロペーパー®Ⅲはビンから取り出したら，すぐに蓋を閉める。湿気があると試薬間で反応が起こり使用できなくなる。
2) 定められた時間，尿に浸す。長く浸すとウロペーパー®Ⅲに染み込ませてある反応液が溶出する。
3) 高温や日光を避けて保存し，有効期限内に使用する。

表10-11 ウロペーパー®Ⅲの測定項目と原理

測定項目	原理	成分
pH	pH指示薬法	メチルレッド，ブロムチモールブルー
たんぱく質	pH指示薬のタンパク誤差法	テトラブロムフェノールブルー
グルコース	酵素法（GOD，POD法）	グルコースオキシダーゼ，ペルオキシダーゼ，3,3',5,5'-テトラメチルベンチジン
潜血	ヘモグロビンのペルオキシダーゼ様作用	クメンヒドロペルオキシド，3,3',5,5'-テトラメチルベンチジン

表10-12 測定項目の基準値および考えられる疾患

測定項目	基準値	考えられる疾患
pH	5.0〜7.5	酸性尿(アシドーシス，発熱など) アルカリ性尿(アルカローシス，尿路感染症など)
たんぱく質	陰性	腎疾患(腎炎，ネフローゼ症候群，腎不全など)
グルコース	陰性	糖尿病，甲状腺機能亢進症など
潜血	陰性	腎疾患，膀胱炎，腎尿路系結石症など

表10-13 疑陽性，疑陰性発生の原因

測定項目	疑陽性	疑陰性
たんぱく質	pHが8以上，高度の緩衝作用，アルカリ性の粘液を含む尿。容器に洗剤，消毒剤(第4級アンモニウム化合物)が残存	
グルコース	次亜塩素酸やサラシ粉等の酸化剤	ビタミンC
潜血	次亜塩素酸やサラシ粉等の酸化剤，SHを有する薬剤(グルタチオン製剤，ブシラミン等)，ミオグロビン	ビタミンC，亜硝酸塩

2 器械・器具等

❶ウロペーパー®Ⅲ
❷採尿カップ

3 方法と手順

ウロペーパー®Ⅲの測定項目と判定時間を表10-14に示す。

①中間尿を採尿カップに採取する。
②試験紙部分を尿に1〜2秒間完全に浸す。
③採尿カップの縁に尿試験紙の側面部分を当て，余分な尿を取り除く。
④決められた時間の後，尿試験紙の呈色とビンの色調表を比較して判定する。

表10-14 ウロペーパー®Ⅲの測定項目と判定時間

測定項目	判定時間
pH	直後
たんぱく質	直後
グルコース	60秒後
潜血	30秒後

4 結果の整理

各測定項目について判定する。

③ 糸球体濾過と尿細管再吸収機能

● 1 基礎知識

❶ クレアチニン

クレアチニンはクレアチンの代謝終産物である。クレアチンは高エネルギーリン酸化合物として筋肉中に蓄えられていて，ATPの再生に利用される。

筋肉が収縮するときATPが消費され，ATPはADPになる。このとき生じたADPは，クレアチンリン酸から無機リン酸を受け取り，ATPになる。無機リン酸を失ったクレアチンリン酸はクレアチンになり，回復期では逆反応が起こる。

このとき生じたクレアチンの一部は，脱水されクレアチニンになる。クレアチニンは尿細管で再吸収されないため，糸球体で濾過されたクレアチニンは全て尿中に排泄される。排泄量は人によってほぼ一定の値を示し，成人男性で1～2g/日である。

糸球体の機能異常で濾過量が減少すると，血中の濃度は高値を示すようになる。血清中の基準範囲[1]は0.34～1.30mg/dLであるが，15～20mg/dLになることもある。

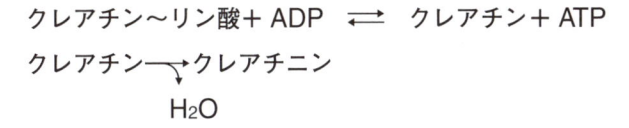

$$クレアチン\sim リン酸 + ADP \rightleftarrows クレアチン + ATP$$

$$クレアチン \xrightarrow{\quad} クレアチニン$$
$$\quad\quad\quad\quad H_2O$$

❷ クリアランス（清掃値）

クリアランスとは，1分間に尿中に排泄されるある物質が，何mLの血漿に由来するかを表した値であり，1分間に浄化される血漿の量を表す。

$$クリアランス = \frac{ある物質の1分間当たりの尿中排泄量}{ある物質の血漿の濃度}$$

この値が高いほど，腎臓の濾過機能は優れていることを意味する。クリアランスにはクレアチニン・クリアランス（Ccr），イヌリン・クリアランス（Cin）などがある。

❸ Ccr

糸球体で濾過されたクレアチニンは，尿細管で再吸収されることなく，また尿細管への分泌も起こらない（図10-4）。つまり，糸球体で濾過されたクレアチニン量と尿中クレアチニン量は等しくなる。

Ccrは，1分間に尿中に排泄されるクレアチニンが何mLの血漿に由来するかを表す値なので，1分間に尿中に排泄された尿中クレアチニン量mgから，そのクレアチニンを含む血漿の量を求めると，その値がCcr（mL/分）となる。

クレアチニンとクレアチンの構造式

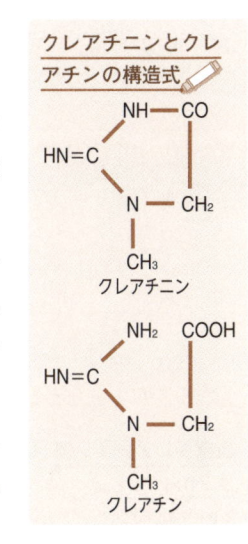

クレアチニン

クレアチン

濃度

溶液の濃さの表し方。

$$濃度 = \frac{溶質の量}{溶液の量}$$

溶質は溶けている物質のこと。
溶質，溶液の単位により，種々の濃度がある。

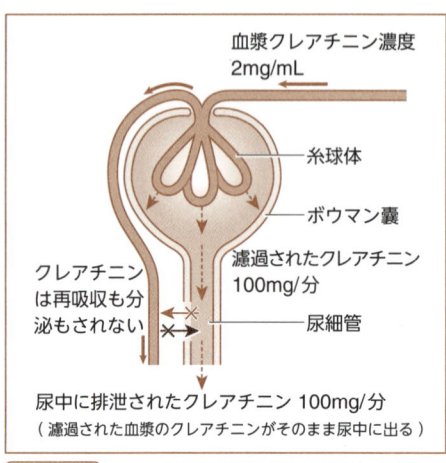

図10-4 Ccr（尿細管で再吸収も分泌も受けない物質のクリアランス例）

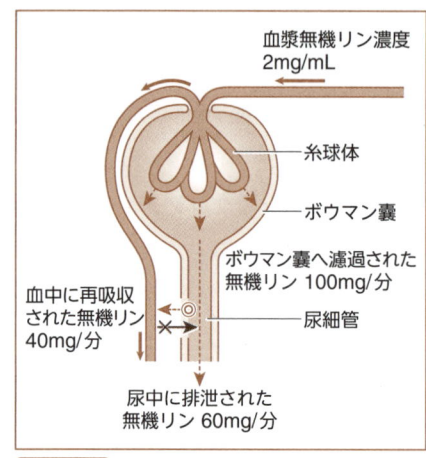

図10-5 C_P（尿細管で再吸収を受ける物質のクリアランス例）

《Ccr計算例》

血漿クレアチニン濃度2mg/mLの人が，1分間に100mgのクレアチニンを尿中に排泄したと仮定して，Ccrを計算すると，次のようになる。

$$Ccr = \frac{100mg/分}{2mg/mL} = 50mL/分$$

したがって，被験者の腎臓では，1分間当たり50mLの血漿が糸球体で濾過されており，このことは，1分間当たり血漿50mLからクレアチニンを完全に取り除くことができる，または，1分間当たり血漿50mLを浄化できることを表している。
※使用した数値は実際の値とは異なるので留意。

❹ C_P

糸球体で濾過されたクレアチニンは尿細管で再吸収されないが，**無機リン**は一部が再吸収される（図10-5）。

被験者の血漿無機リン濃度が2mg/dL，1分間にボウマン嚢へ濾過された無機リンが100mg，1分間に尿中に排泄された無機リンが60mgとすると，1分間に40mgの無機リンが尿細管で再吸収されたことになる。

C_Pは，1分間に尿中に排泄された無機リンが何mLの血漿に由来するかを表した

血漿クレアチニン濃度2mg/mL

2mg/mLは，

$$\frac{クレアチニン2mg}{血漿1mL}$$

のことなので，血漿1mL中にクレアチニンが2mg含まれていることを表す。

無機リン

炭素と化合物を作っていないリン化合物。
H_3PO_4
$H_2PO_4^-$
HPO_4^{2-}
PO_4^{3-}
があり，溶液のpHによって，それらの割合が変わる。

> **Column　イヌリン・クリアランス(Cin)[2)]**
>
> GFRの測定には，イヌリン，クレアチニン，パラアミノ馬尿酸等が用いられる。中でもイヌリンは，血液に投与後代謝されず，尿細管で再吸収・再分泌されることなく尿中に排泄されるので，GFRを最も正確に測定できる物質である。
> したがって，CinがGFR測定のゴールデンスタンダードになっている。しかし，測定に際し，イヌリンの点滴による投与や3回の採血・採尿など，煩雑で時間もかかるため，代用として薬剤投与の必要がなく，1回の採血・採尿で済むCcrが一般的に用いられる。ただし，クレアチニンは尿細管へわずかに分泌されてしまうので，GFRより高値となる欠点がある。

値である．つまり，無機リン60mgを含む血漿の量がCPとなる．
※使用した数値は実際の値とは異なるので留意．

《CP計算例》
$$C_P = \frac{60\text{mg}/\text{分}}{2\text{mg}/\text{mL}} = 30\text{mL}/\text{分}$$

2 器械・器具等

❶微温湯約500mL
❷各種試薬（0.04M-ピクリン酸，0.75N-水酸化ナトリウム，1.0mg/dLクレアチニン標準溶液）
❸分光光度計
❹恒温槽
❺無機リン測定用キット

3 方法と手順

Ccr，CP測定の実施スケジュールを図10-6に示す．

①排尿後，微温湯を約500mL飲む．
②飲水から約60分後に排尿させ，完全に排尿し終わったときの時刻を正確に1分以内の誤差で記録する（試験開始）．
③試験開始30分後に約3mLを採血し，血液は血漿に分離しておく（血漿クレアチニン濃度，血漿無機リン濃度測定用）．採血を行うことが難しい場合には，臨床検査の基準値を計算に用いる．
④試験開始約60分後，完全に採尿する．終了時間を正確に記録する（尿中のクレアチニン，無機リン濃度測定用）．
⑤表10-15に従って，尿中クレアチニン，尿中無機リン濃度測定用に尿を希釈する．

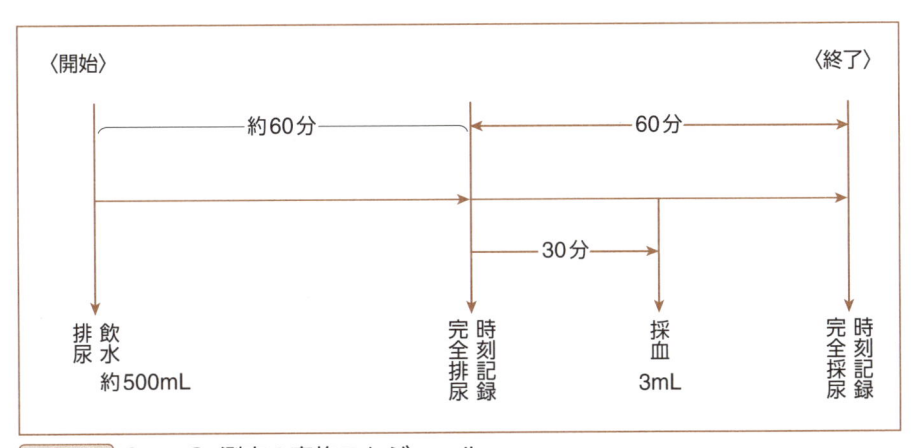

図10-6 Ccr，CP測定の実施スケジュール

表10-15 尿の希釈方法と希釈倍率

尿　量	希釈方法	希釈倍数
50mL未満の場合	尿0.5mL＋水5.0mL	11倍
50mL以上100mL未満の場合	尿0.5mL＋水2.0mL	5倍
100mL以上200mL未満の場合	尿0.5mL＋水1.0mL	3倍
200mL以上350mL未満の場合	尿0.5mL＋水0.5mL	2倍
350mL以上の場合	希釈なし	1倍

表10-16 クレアチニン定量の操作

試　料	検　体(S)	標　準(Std)	ブランク(盲検)
	希釈尿 0.1mL	クレアチニン標準液 2.5mL	
蒸留水	2.4mL		2.5mL
0.04M-ピクリン酸	1.0mL	1.0mL	1.0mL
0.75N-水酸化ナトリウム	1.0mL	1.0mL	1.0mL

❶尿中クレアチニンの定量

①測定原理(Folin法)

　　クレアチニンは，アルカリ性溶液中でピクリン酸と反応し，橙色のクレアチニンピクラートとなる。この橙色の吸光度を測定し，クレアチニン濃度を求める。

②試薬

1) 0.04M-ピクリン酸

　　ピクリン酸12.5gを水に溶かし，全量を1Lとし24時間放置後，その上清900mLに水300mLを加える。

2) 0.75N-水酸化ナトリウム

3) 1.0mg/dLクレアチニン標準溶液

③操作(表10-16)

1) よく振り混ぜ，25℃の恒温槽中で15分加温する。

2) 分光光度計を使い，ブランクを対照として，測定波長515nmで検体の吸光度Esと標準の吸光度Estdを測定する。

❷尿中無機リンの定量

無機リン測定用キットを用い，無機リン濃度を定量する。

①測定原理(*p*-メチルアミノフェノール還元法)

　　試料に発色試液を加えると，試料中の無機リンは発色試液中のモリブデン酸塩と結合してリンモリブデン酸となり，さらに硫酸*p*-メチルアミノフェノールにより還元され，モリブデンブルーとなる。この青色の吸光度を測定することにより，無機リン濃度を求める。

> ピクリン酸
> $C_6H_2(NO_2)_3OH$。
> 黄色の結晶で手に付くと色が落ちないので注意が必要。

表10-17 無機リン定量の操作

	検体(S)	標準(Std)	ブランク(盲検)
試料	希釈尿 0.05mL	リン標準液 0.05mL	蒸留水 0.05mL
発色試液	4mL	4mL	4mL

②試薬

1）キットの内容（100回用）

- 発色試液A 210mL　1ビン

  硫酸 p-メチルアミノフェノール 58mmol/L

- **発色試液B** 210mL　1ビン

  モリブデン酸アンモニウム 4.0mmol/L

  硫酸 135mg/mL

- リン標準液 10mL

  無機リン 10mg/dL　1ビン

> **発色試液B**
> 発色試液Bは硫酸を含有しているので，取り扱いに注意が必要。

2）発色試液の調整

発色試液Aと発色試液Bを1：1の割合で混合し，調整後2～10℃で保存し，当日中に使用する。

③操作（表10-17）

1）よく振り混ぜ，37℃の恒温槽中で20分加温後（20分以上加温すると，盲検値が上昇するため），直ちに冷却する。

2）分光光度計を使い，ブランクを対照として，測定波長750nmで検体の吸光度Esと標準の吸光度Estdを測定する。

4 結果の整理

❶ Ccr

①検体の尿中クレアチニン濃度Ucを求める。

$$Uc\ (mg/dL) = \frac{検体の吸光度\ (Es)}{標準の吸光度\ (Estd)} \times 1.0 \times 25 \times 希釈倍数$$

②検体のCcrを求める。血漿クレアチニン濃度Pcは，基準範囲の平均値（男性1.0mg/dL，女性0.8mg/dL）を用いる。Ccr基準範囲は，91～130mL/分/1.73m^{2}である。

$$Ccr\ (mL/分) = \frac{UcV}{Pc} \times \frac{1.73}{A}$$

$\left\{\begin{array}{l} U_c：尿中クレアチニン濃度(mg/dL) \\ V：1分間尿量(mL) \\ P_c：血漿クレアチニン濃度(mg/dL) \\ A：体表面積(m^2) = 体重^{0.444} \times L^{0.663} \times 0.008883 \\ 1.73：平均体表面積(m^2)(藤本式)比較のため，被験者の尿量を\\ \qquad 日本人の平均体表面積1.73m^2で補正。以前は1.48m^2が用\\ \qquad いられていた。 \end{array}\right.$

❷ C_P

①検体の尿中無機リン濃度Upを求める。

$$Up\ (mg/dL) = \frac{Es}{Estd} \times 10 \times 希釈倍数$$

②検体のC_Pを求める。血漿無機リン濃度Ppは，基準範囲の平均値(3.5mg/dL)を用いる。

$$C_P\ (mL/分) = \frac{UpV}{Pp} \times \frac{1.73}{A}$$

$\left\{\begin{array}{l} Up：尿中無機リン濃度(mg/dL) \\ V：1分間尿量(mL) \\ Pp：血漿無機リン濃度(mg/dL) \\ A：体表面積(m^2) = 体重^{0.444} \times L^{0.663} \times 0.008883 \\ 1.73：日本人の平均体表面積(m^2) \end{array}\right.$

❸ 無機リンの尿細管での再吸収率

Ccrは，糸球体で濾過された血漿量，すなわち糸球体濾過量を表す。

一方，C_Pは，無機リンが尿細管で一部再吸収されるので，CcrからC_Pを引いた値が，無機リンが尿細管で再吸収される際に再吸収された原尿の量(mL)となる。

したがって，次式により無機リンの尿細管での再吸収率を求めることができる。

$$無機リンの再吸収率 = \frac{Ccr - C_P}{Ccr} = 1 - (C_P/Ccr)$$

(C_P/Ccr)を尿中のリン排泄分画という。

■ 参考文献

1) 阿部正和, 勝正孝, 小酒井望, 他編：検査値の高いとき・低いとき, 日本栄養化学, 東京(1967)
2) 金井正光監修／奥村伸生, 戸塚実, 矢冨裕編：臨床検査法提要改訂第33版, 金原出版, 東京(2010)
3) 奈良信雄：看護・栄養指導のための臨床検査ハンドブック第5版, 医歯薬出版, 東京(2014)
4) 高橋正宜, 伊藤機一監修：カラーアトラス尿検査, 医歯薬出版, 東京(1995)
5) 佐藤昭夫, 佐伯由香編：人体の構造と機能第2版, 医歯薬出版, 東京(2003)
6) 吉川春寿, 芦田淳編：総合栄養学事典第4版新訂版, 同文書院, 東京(1995)
7) 長倉三郎, 井口洋夫, 江沢洋, 他編：岩波理化学辞典第5版, 岩波書店, 東京(1998)

11章 消化機能

1 実習の意義

　食物に含まれている糖質，脂質，たんぱく質は，分子が大きいため，そのままでは小腸から吸収することはできない。これらの栄養素が消化管を通過する間に，唾液，胃液，膵液に含まれる消化酵素により，吸収可能な小さな分子，すなわち糖質は単糖類，トリアシルグリセロール（中性脂肪）はモノアシルグリセロールと脂肪酸，たんぱく質はアミノ酸にまで**加水分解**された後，小腸で吸収される。

　体外での人工消化実験では，唾液以外は採取が難しいため，ペプシンは市販のペプシン粉末，トリプシンとリパーゼは膵臓酵素製剤パンクレアチンを用い，栄養素が消化される様子を観察し，理解を深める。

> **加水分解**
> 脱水縮合により生じた化合物に水が加わり，縮合前の分子に分解する反応。
> A-B＋H$_2$O
> 　　→A-H＋B-OH
> デンプン，たんぱく質，中性脂肪等は，脱水縮合により生じた化合物である。

2 人工消化実験

2-1 唾液

1 基礎知識

　唾液には，加水分解酵素の α-アミラーゼ（プチアリン）が含まれている。α-アミラーゼは，デンプンの α-1,4グリコシド結合を任意に加水分解する反応の酵素である。

　この酵素によって，デンプンは**デキストリン**を経て，マルトース，イソマルトース，グルコースにまで分解される（図11-1）。α-アミラーゼの至適pHは中性付近なので，胃内では酸性になるまでの20分程度しか消化されない。消化が活発に行われるのは，胃酸がアルカリ性の膵液で中和されたあとの小腸においてである。

> **デキストリン**
> デンプンが加水分解される際に生じる生成物。アミロデキストリン，エリトロデキストリン，アクロデキストリン，マルトデキストリンなどに分けられる。

2 器械・器具等

❶恒温槽
❷ガラス板
❸白い紙
❹ガラス棒
❺試験管8本
❻各種試薬（唾液，1％デンプン液，ヨウ素溶液，ベネディクト試薬）

3 方法と手順

　α化したデンプンに唾液の α-アミラーゼを作用させると，デンプンの α-1,4グリコシド結合は任意に加水分解される（図11-2）。時間の経過とともに，デンプンはグルコースの結合数の少ない分子に変化していく。それに伴い，遊離しているグルコースも増えていく。

> **α化**
> 水にデンプンを懸濁させ加熱すると，水分子がデンプン粒内に浸入し，膨潤する。これをα化といい，加水分解されやすくなる。

図11-1 デンプンの加水分解

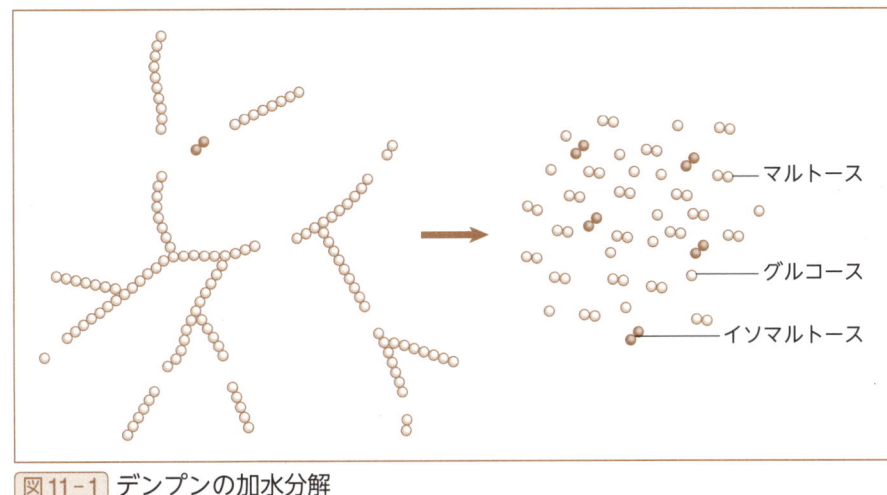

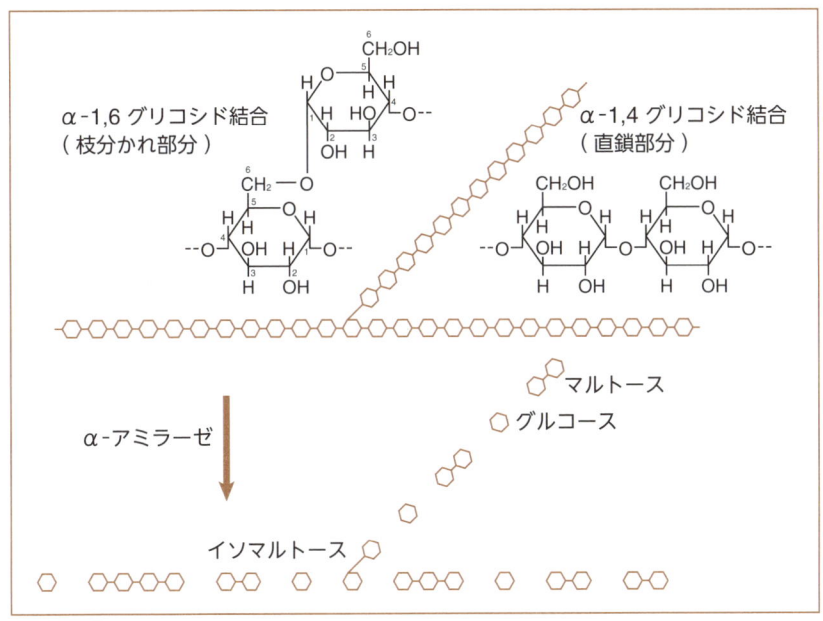

図11-2 デンプンのα-アミラーゼによる消化

①試薬の準備作業

1）唾液

　口をゆすいで，口の奥から自然に流れ出る唾液をとる。

2）1％デンプン液（α化溶液）

　蒸留水80mLを沸騰させ，その中にデンプン懸濁液（デンプン1gと蒸留水10mLで懸濁させたもの）を入れて1分間煮沸する。流水で冷却した後，全量を100mLとする。

3）ヨウ素溶液

　ヨウ化カリウム5gを少量の水に溶かし，これにヨウ素0.5gを加えて溶かし，蒸留水にて全量を100mLとする。使用時は6倍に希釈する。

> **α化溶液**
> デンプンのコロイド溶液。デンプンをα化後，さらに加熱し続けると，やがてデンプン分子が大量の水に取り囲まれた状態となる。この溶液がα化溶液である。

4）ベネディクト試薬

　　800mLの温水にクエン酸ナトリウム173gと無水炭酸ナトリウム100gを溶かしておき，その中に硫酸銅17.3gを100mLの蒸留水で溶かしたものを加え，最後に蒸留水で全量を1Lとする。

②操作

1）1％デンプン液100mLを三角フラスコに移し替え，37℃の恒温槽で保温しておく。

2）1％デンプン液を温めている間に，唾液の採取を行う。

3）37℃になった1）のデンプン液に唾液1mLを加え，混和して恒温槽に戻す。

4）反応時間（はじめの15分間は3分間隔で，以降は5分間隔で合計30分）ごとに，三角フラスコから反応液を採取し，ヨウ素デンプン反応用ガラス板に2滴滴下し，ベネディクト反応用試験管に5滴滴下する。

※0分は対照用として，反応前のものを滴下する。

〔ヨウ素デンプン反応〕

　　白い紙の上に置いたガラス板に，反応時間ごとに取り出した反応液を混ざらない間隔で2滴ずつ落とし，そこにヨウ素溶液を1滴加え，ガラス棒でよく混ぜてから，その呈色を観察する。

　　時間の経過とともに加水分解が進むと，デンプンはグルコースの結合数が少ない分子に変化していき，呈色は，青から紫，赤，橙，黄へと変化する。

〔ベネディクト反応〕

　　あらかじめ，8本の試験管に各3mLのベネディクト試薬を入れたものを用意しておく。その中に反応時間ごとに取り出した5滴の反応液を加え，煮沸水浴中で3分間加熱する。静置してから底にたまった亜酸化銅を観察する。

　　ベネディクト反応は，グルコース1個から亜酸化銅1個ができる反応であり，加水分解が進むにつれ，反応液中にはグルコースが増えるため，亜酸化銅も増える（図11-3）。

> **ベネディクト反応**
> グルコースが還元剤であることを利用した酸化還元反応。グルコースはベネディクト試薬を還元し，亜酸化銅にする。自らは酸化され，酸化生成物のグルコン酸になる。

Column　ヨウ素デンプン反応

デンプンのアミロース部分は，直鎖状ではなくコイルのようにらせん状になっており，その一巻きはグルコース6個でできている。ヨウ素デンプン反応が呈色するのは，らせん状のトンネル内にヨウ素が入り込むためであるが，その呈色はグルコースの結合数によって異なる。

呈色	グルコースの結合数（個）
青	多数
紫	約60
赤	約40
橙	約20
黄	さらに少ない。ヨウ素溶液自体に色があるので黄色に見える

$$\underset{\substack{\text{グルコース}\\(\text{無色})}}{\text{RCHO}} + \underset{\text{ベネディクト試薬}}{2\text{Cu(OH)}_2} \xrightarrow{\text{加熱}} \underset{\substack{\text{亜酸化銅}\\(\text{赤色沈澱})}}{\text{Cu}_2\text{O}\downarrow} + 2\text{H}_2\text{O} + \underset{\text{グルコン酸}}{\text{RCOOH}}$$

図11-3 ベネディクト反応

4 結果の整理（図11-4, 図11-5）

デンプンの加水分解は，時間の経過とともに進行し，α-アミラーゼによって最終的にグルコース，マルトース単位まで分解される。デンプンが加水分解される様子を2つの反応で考察する。

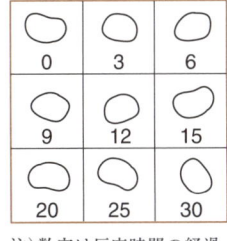

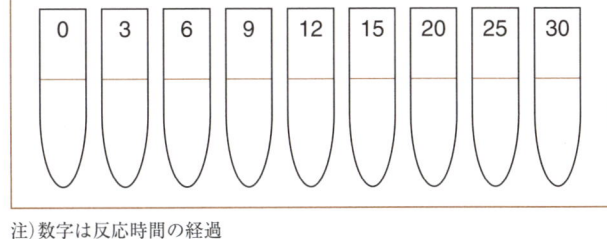

注）数字は反応時間の経過

図11-4 ヨウ素デンプン反応

注）数字は反応時間の経過

図11-5 ベネディクト反応

2-2 胃液

1 基礎知識

胃液には，塩酸，粘液，ペプシン等が含まれている。ペプシンは，前駆体のペプシノーゲンとして分泌され，胃酸により活性化されてペプシンとなる。ペプシンは，たんぱく質分子の特定のペプチド結合に作用して，その部分を加水分解し，**プロテオース**や**ペプトン**にする酵素である（図11-6）。

すなわち，グルタミン酸，アスパラギン酸あるいはシステインのような酸性アミノ酸のカルボキシル基と，フェニルアラニンあるいはチロシンのような芳香族アミノ酸のアミノ基間のペプチド結合を加水分解する酵素である。至適pHは1.5付近である。

プロテオース，ペプトン
たんぱく質が加水分解される際に生じるペプチド。プロテオースの方が，ペプトンよりアミノ酸の結合数が多い。両者とも水に可溶である。プロテオースは飽和の硫酸アンモニウムで沈殿するが，ペプトンは沈殿しない。

2 器械・器具等

① 恒温槽
② 乳鉢
③ 乳棒
④ ガーゼ
⑤ 試験管4本
⑥ 各種試薬（4％ペプシン溶液，卵白懸濁液，1 M-塩酸, 0.1M-塩酸, 0.01M-塩酸）

⬨：酸性アミノ酸　⬡：芳香族アミノ酸　○：中性アミノ酸　◇：塩基性アミノ酸

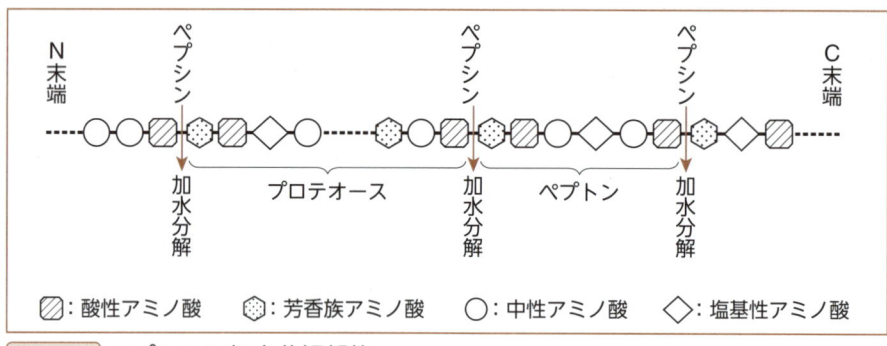

図11-6 ペプシンの加水分解部位

3 方法と手順

卵白懸濁液に塩酸を加え，至適pH付近にし，そこにペプシン溶液を加えると，ペプシンの働きにより卵白のたんぱく質は加水分解される（図11-7）。

まず，卵白粒表面にあるたんぱく質から加水分解が起こる。生じた部分加水分解物のプロテオース，ペプトンは，水溶性のため溶液中に拡散していく。時間の経過とともに加水分解が進むと，卵白粒は徐々に小さくなっていく。

卵白粒のたんぱく質が全てプロテオースとペプトンになると，卵白粒はなくなる。卵白溶液の白濁は卵白粒による濁りなので，加水分解が進みペプシンによる消化が終了すると，溶液は完全に透明となる。ペプシンのpHにおける活性のピーク値は1.5付近にあり，これよりpHが低過ぎても，高過ぎても活性は低くなる。

①試薬の準備作業

　1）4％ペプシン溶液

　　　力価1：100を使用。

　2）卵白懸濁液

　　　固ゆでした卵白1個を乳鉢でよくすりつぶし，200mLの水を加え，二重ガーゼでこす。使用する際は，よく混合する。

　3）1M-塩酸

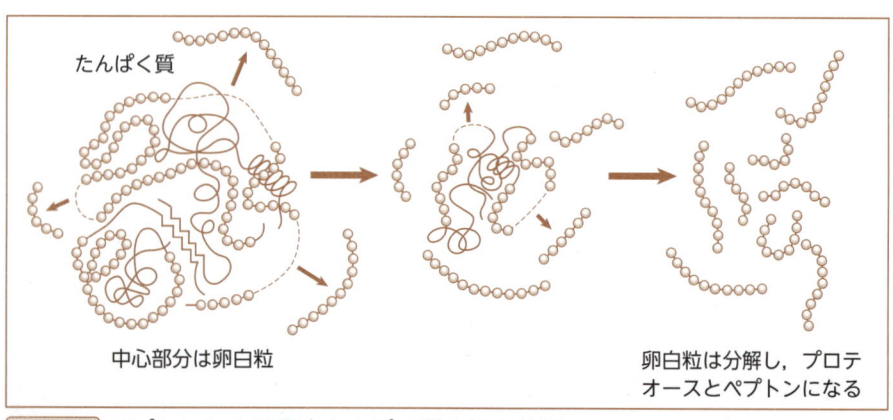

図11-7 ペプシンによる卵白たんぱく質の加水分解

4）0.1M-塩酸

　　5）0.01M-塩酸

②操作

　1）4本の試験管を，次のように用意する。

　・No.1：1M-塩酸(2.5mL)＋卵白懸濁液(2.5mL)

　・No.2：0.1M-塩酸(2.5mL)＋卵白懸濁液(2.5mL)

　・No.3：0.01M-塩酸(2.5mL)＋卵白懸濁液(2.5mL)

　・対照管：蒸留水(3.5mL)＋卵白懸濁液(2.5mL)

　2）混和してから37℃の恒温槽に浸ける。

　3）内容物が同温度になったら，あらかじめ37℃にしておいた4％ペプシン溶液1mLを，No.1～3と対照管に同時に加える。

　4）2分ごとにNo.1～3を取り出し，よく振ってから卵白の状態を対照管と比較観察する。最初の10分間は2分間隔，以降は5分間隔で合計20分間観察する。観察時には，試験管をよく振り混ぜ，沈んだ卵白粒を浮かび上がらせて観察する。

　5）最後にNo.1～3のpHを測定する。

4 結果の整理（表）

表　ペプシンによる卵白の消化とpH

試験管No.	pH	時間（分）							消化順位
		2	4	6	8	10	15	20	
1									
2									
3									

記入例）×：対照管と同じ濁り　△：対照管より薄い濁り　◎：△より薄い濁り
　　　　○：ほとんど透明　　　◎：ほぼ完全に透明

Column　たんぱく質分解酵素（プロテアーゼ）の種類

(1) **エンドペプチダーゼ**
たんぱく質内部のペプチド結合をところどころ切断する酵素。
　①ペプシン（胃液）：酸性アミノ酸と芳香族アミノ酸の間の結合を切る。
　②トリプシン（膵液）：塩基性アミノ酸のカルボキシル基側を切る。
　③キモトリプシン（膵液）：芳香族アミノ酸のカルボキシル基側を切る。

(2) **エキソペプチダーゼ**
ペプチド鎖の末端からアミノ酸を1つずつ切り離す酵素。
　①カルボキシペプチダーゼ（膵液）：カルボキシ末端から切る。
　②アミノペプチダーゼ（小腸）：アミノ末端から切る。
　③ジペプチダーゼ（小腸）：ジペプチドを切る。

2-3 膵液

1 基礎知識

　膵液には，脂肪の加水分解酵素の膵リパーゼ(ステアプシン)，たんぱく質の加水分解酵素のトリプシンやキモトリプシン，デンプンの加水分解酵素のα-アミラーゼ(アミロプシン)等，多くの消化酵素が含まれている。その他，Cl^-，Na^+，K^+などのイオンも含まれている。pHは，炭酸水素イオン(HCO_3^-)を含むため，アルカリ性である。

　胃から十二指腸へ内容物が送られてくると，十二指腸乳頭から膵液と**胆汁**が混ざった消化液が分泌され，混合される。胃液で酸性になった内容物は中和され，消化されやすいpHとなる。以降，栄養素が十二指腸から空腸，回腸へと小腸内を移動する間に膵液の消化酵素群により接触消化を受ける(図11-8)。ある程度まで小さくなった栄養素は，微絨毛にある膜消化酵素により最終的な消化を受け，吸収される。

2 器械・器具等

❶ 恒温槽
❷ 試験管2本
❸ 各種試薬(リトマスミルク，4％パンクレアチン溶液)

3 方法と手順

　胃から十二指腸に送られたトリアシルグリセロールは，胆汁に含まれる**胆汁酸**によって乳化された後，膵リパーゼによって加水分解される。
　実験に用いる牛乳の脂肪は，すでに乳化された状態で存在している。脂肪球の大

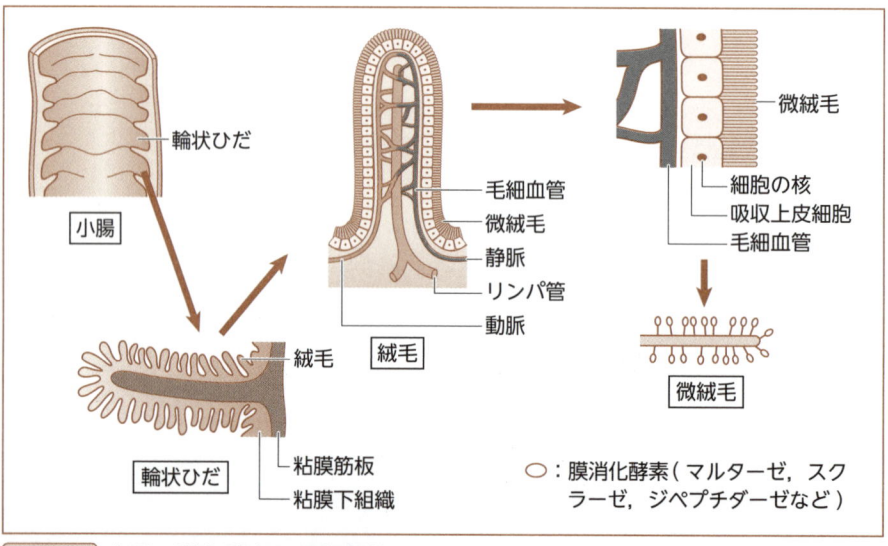

HCO_3^-
炭酸水素イオンまたは重炭酸イオン。水と反応し，OH^-を生じるので，膵液はアルカリ性である。
$HCO_3^- + H_2O$
　$\rightarrow H_2CO_3 + OH^-$

胆汁
肝臓で生成され，胆嚢にたまった後，十二指腸乳頭から分泌される黄褐色の液体。これには，一次胆汁酸，抱合型胆汁酸，コレステロール，胆汁色素などが含まれる。消化酵素は含まない。

胆汁酸
胆汁酸は肝臓でコレステロールからつくられる。タウリンやグリシンが結合した両親媒性物質として胆嚢に送られ，胆汁の成分として十二指腸に流入する。
胆汁中では疎水基を内側に向けたミセルとして存在している。消化管内に入ると，コア部分に疎水性のトリアシルグリセロール，コレステロールステロールエステル等を取り込み，油は安定した小さな粒となる(乳化)。

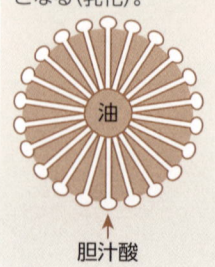

図11-8 小腸の消化酵素と吸収部位

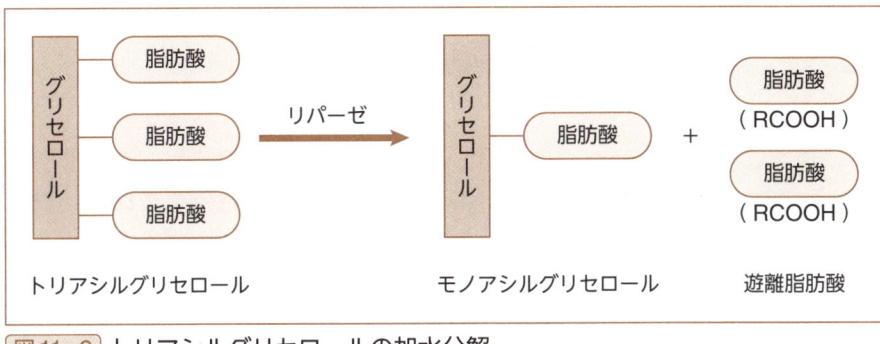

図11-9 トリアシルグリセロールの加水分解

きさは，平均 3 μm（0.1～10μm）である。これにリパーゼを作用させると，脂肪球中のトリアシルグリセロールが加水分解され，モノアシルグリセロールと脂肪酸になる（図11-9）。生じた遊離脂肪酸は弱酸なので，溶液は酸性を示すようになる。

$$RCOOH \xrightarrow{電離} RCOO^- + H^+$$

① 試薬の準備作業

 1）リトマスミルク

　牛乳に色がはっきり付くくらいリトマス粉末（約1％）を溶かし，37℃の恒温槽に浸けておく。リトマスミルクは酸性で赤色，中性で中間色の紫色，アルカリ性で青色を呈する。牛乳は中性なので，調整したリトマスミルクは濃い紫色となる。

 2）4％パンクレアチン溶液

　パンクレアチンに蒸留水を加え，撹拌する。完全には溶けないため，濾過して使用する。37℃の恒温槽に浸けておく。

② 操作

 1）2本の試験管に，反応管，対照管と記入し，各試験管にリトマスミルクを5 mLずつ入れる。

 2）1）の試験管に次のものを同時に加え，37℃の恒温槽に浸けておく。

　反応管：4％パンクレアチン溶液（1 mL）

　対照管：蒸留水（1 mL）

 3）10分後に，リトマスミルクの呈色の様子を対照管と比較し，観察する。

4 結果の整理

観察の結果を記録する。

> **パンクレアチン**
> 豚の膵臓から抽出した液体を真空乾燥させてつくられる膵臓酵素製剤。リパーゼ，アミラーゼ，プロテアーゼが含まれる。

12章 ストレス・疲労と休養

1 実習の意義

ストレスは，1936年にハンス・セリエ（Hans Selye）によって提唱された概念で，種々の原因によって起こる非特異的な生体機能の変化である。セリエは，**ストレッサー**に対する生体の非特異的な反応を汎適応症候群（general adaptation syndrome：GAS）と呼んだ。これは，警告反応期→抵抗期→疲憊期の3つの時期からなる。

生体は，下垂体−副腎皮質系や交感神経−副腎髄質系の機能によって防御反応を示すが，ストレス状態が長く続いて疲憊期に至るとこの機能は破綻を来し，生体に種々の障害が生じることになる。

ストレスは，一般に悪い意味で用いられることが多いが，ストレッサーがない状態では身体諸機能の向上が見られないばかりでなく，身体の反応や抵抗力は極度に低下する。したがって，適度のストレスは生体にとって必要不可欠な刺激でもある。

なお，ストレスを悪いストレス（**ディストレス**）と良いストレス（**ユウストレス**）に分けて考えることもできる。

疲労は漠然とした現象であり，大島[2]によると「主として主観的な感じ，客観的に計測される種々の現象，仕事の内容の変化などをもとにして抽象化された1つの約束された概念であり，生体におけるなんらかの歪み」と定義されている。

生体におけるなんらかの歪みは，人間の生理的活動にも変化を来し，機能の変化，物質変化，主観的訴えや能率の変化を生じさせることから，疲労はストレス状態の1つとして位置付けることができる。

ストレス状態に陥って，食欲の減退や消化・吸収機能不全，ひいては胃潰瘍など消化器の器質的変化が起こること，一方では，過食による肥満が引き起こされることは，ともに深刻な問題である。また，過労状態では栄養や運動の効果は上がりにくい。これらのことは，ストレス管理・休養の重要性を示すものである。

2 ストレス・疲労と休養状況の把握

1 基礎知識

健康づくりの三本柱のうち，栄養と運動の問題は以前より研究が進み，それぞれの指導法も発展してきた。これに対して，休養は比較的漠然とした概念であることから，その指導はおおまかにしかできないのが現状である。

ストレス・疲労と休養状況の把握については，栄養や運動に比べ，諸検査によって得られる情報源が乏しいだけに，これらに関する調査を行い，その実態を知ることは重要である。公的なものでは，日本産業衛生学会産業疲労研究会による「自覚症しらべ」が知られている。

疲労に関する検査としては，フリッカーテストが従来より実施されている。光を

ストレスとストレッサー

ストレスの原因となるものはストレッサーと呼ばれる。身体をゴムボールに例えてみると，ボールに対して歪みを与える因子がストレッサーであり，ボールの内部で生じる反発がストレスである。

ディストレスとユウストレス

ストレッサーの内容によっては，あるいは同じストレッサーであってもそれを受ける側の状態によっては，悪いストレスであるdistress（ディストレス：病気をつくるストレス）が起こる場合もあれば，良いストレスであるeustress（ユウストレス：病気を癒すストレス）が生じる場合もある。

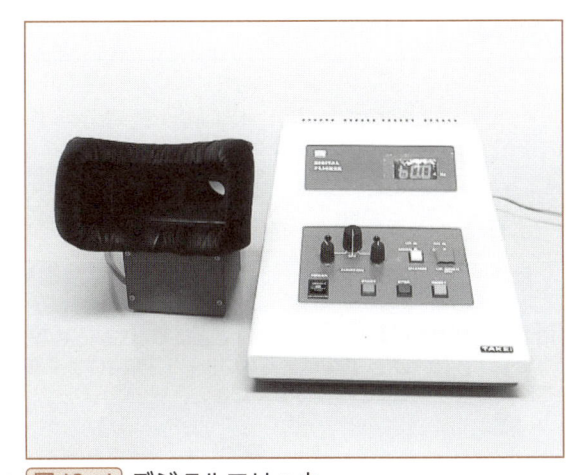

図12-1 デジタルフリッカー
(竹井機器工業(株))

点滅させた際に連続光に見えるか，断続光に見えるかの境界値(閾値)を，ちらつき値(flicker value)という。これは，視覚系統に関する大脳の興奮性をもとに，疲労度を判定する指標として用いられている。

また，尿中pHやカテコールアミン排泄量等，血液成分，唾液成分，種々の生理機能を指標とする方法なども検討されているが，いわゆる疲労の絶対的な指標となるものはない。

2 器械・器具等

❶自覚症しらべの調査票(日本産業衛生学会産業疲労研究会)
❷デジタルフリッカー(図12-1)

3 方法と手順

(1) **自覚症しらべ**

自覚症しらべの調査票を表に示す。なお，使用時は次のことに留意して行う。

> **Column　疲労の分類**
>
> 一般に，疲労は次のように分類されることが多い。
> ①身体的疲労と精神的疲労：身体的疲労は主として筋肉の疲労であり，精神的疲労は中枢の疲労である。程度の差はあるが，通常，両者が混在している場合がほとんどである。精神的疲労は，エネルギー消費量は小さいが疲労度が大きく，またその回復に時間がかかるという特色がある。
> ②局所疲労と全身疲労：局所疲労が全身疲労にまで広がるにはかなりの時間を要するので，局所疲労の存在は否定できないとされている。
> ③急性疲労と慢性疲労：急性疲労は一過性の疲労であり，短時間の休息で回復する。これに対し，慢性疲労は蓄積疲労であり，回復に時間がかかる。

表　自覚症しらべの調査票

自覚症しらべ　　　　　　　　　　No.

氏　名　_____　（男・女　____歳）
記入日・時刻　___月　___日　午前・午後　___時　___分記入

いまのあなたの状態についてお聞きします。次のようなことについて、どの程度あてはまりますか。全ての項目について、1「まったくあてはまらない」～ 5「非常によくあてはまる」までの5段階のうち、あてはまる番号1つに○を付けてください。

	まったくあてはまらない	わずかにあてはまる	すこしあてはまる	かなりあてはまる	非常によくあてはまる
1　頭がおもい	1	2	3	4	5
2　いらいらする	1	2	3	4	5
3　目がかわく	1	2	3	4	5
4　気分がわるい	1	2	3	4	5
5　おちつかない気分だ	1	2	3	4	5
6　頭がいたい	1	2	3	4	5
7　目がいたい	1	2	3	4	5
8　肩がこる	1	2	3	4	5
9　頭がぼんやりする	1	2	3	4	5
10　あくびがでる	1	2	3	4	5
11　手や指がいたい	1	2	3	4	5
12　めまいがする	1	2	3	4	5
13　ねむい	1	2	3	4	5
14　やる気がとぼしい	1	2	3	4	5
15　不安な感じがする	1	2	3	4	5
16　ものがぼやける	1	2	3	4	5
17　全身がだるい	1	2	3	4	5
18　ゆううつな気分だ	1	2	3	4	5
19　腕がだるい	1	2	3	4	5
20　考えがまとまりにくい	1	2	3	4	5
21　横になりたい	1	2	3	4	5
22　目がつかれる	1	2	3	4	5
23　腰がいたい	1	2	3	4	5
24　目がしょぼつく	1	2	3	4	5
25　足がだるい	1	2	3	4	5

資料）日本産業衛生学会産業疲労研究会，自覚症しらべ，2002年

①本調査票は，作業に伴う疲労状況の経時的変化を捉えることを目的としているため，調査は作業の進行に伴って繰り返し行う。
②調査時点は，原則として1時間間隔で行うこととし，最小限の測定点として，作業開始時，昼休みなどの大休憩の前と，大休憩後，定時の終了時，残業があるときは超過勤務終了時に実施する。
③測定前の作業状況・内容を把握し，調査票データとリンクさせておく。
④本調査票は5つの群別に評価できるが，群別比較の前に，各設問項目おのおのを観察し，評価しておく。
⑤その後，以下の5つの群別に合計スコア(またはそれを5で除した平均値)を求め，群別に疲労状況を評価する。
　1) I群(ねむけ感)：ねむい，横になりたい，あくびがでる，やる気がとぼしい，全身がだるい(設問番号：13，21，10，14，17)。
　2) II群(不安定感)：不安な感じがする，ゆううつな気分だ，おちつかない気分だ，いらいらする，考えがまとまりにくい(設問番号：15，18，5，2，20)。
　3) III群(不快感)：頭がいたい，頭がおもい，気分がわるい，頭がぼんやりする，めまいがする(設問番号：6，1，4，9，12)。
　4) IV群(だるさ感)：腕がだるい，腰がいたい，手や指がいたい，足がだるい，肩がこる(設問番号：19，23，11，25，8)。
　5) V群(ぼやけ感)：目がしょぼつく，目がつかれる，目がいたい，目がかわく，ものがぼやける(設問番号：24，22，7，3，16)。

(2) フリッカーテスト

フリッカーテストの測定手順を図12-2に示す。

測定の実施時刻については，実験・実習時間内に行う場合，朝方と夕方に行う

> **Column　消極的休養と積極的休養**
>
> 休養の方法は，消極的休養と積極的休養に分類されることが多い。
> (1) 消極的休養
> 　①睡眠：睡眠は疲労回復にとって，最も重要である。睡眠の時間や深さはもちろん，就寝時刻も疲労の回復度に大きな影響を与えている。平成26年3月に，厚生労働省から「健康づくりのための睡眠指針2014」が発表されている。
> 　②入浴：一般に身体的疲労に対しては高温浴，精神的疲労に対しては低温浴がそれぞれ勧められる場合が多い。
> 　③くつろぎ：テレビ，ラジオなど。
> (2) 積極的休養
> 　運動を含むレクリエーションが用いられることが多い。日常で，身体的な活動をしている場合には精神的なレクリエーションを行い，精神的な活動をしている場合には身体的なレクリエーションを行うのが一般的である。ただし，レクリエーション活動が過度になって，反対に疲労が蓄積されることがないように気を付けるべきである。拘束時間内でも行えるものとしては，休憩時間における業間体操などがある。

> 測定手順　1) 椅子に腰掛け，測定器ののぞき穴から光源を見る。
> 　　　　　2) セクターの回転数を徐々に上げる。光源にちらつきがなくなった時，停止ボタンを押して回転数(c/s)を読み取る。
> 　　　　　3) 次に回転数を徐々に下げ，ちらつきが出た時，停止ボタンを押して回転数(c/s)を読み取る。
>
> 【1】上昇を測定する
> ①Changeボタンを「Up」にする
> ②Resetを押す　　　　10.0Hz　が表示される。
> ③Startを押す　光が　点滅(断続光)→点灯(連続光)　へ変化する。
> 　　　　　　　　　　　　　　　　　表示されている数字が上昇する。
> ④Stopを押す　光が　点灯(連続光)　に見えたと感じたらStopボタンを押して数値を記録する。
>
> 【2】下降を測定する
> ①Changeボタンを「Down」にする
> ②Resetを押す　　　　60.0Hz　が表示される。
> ③Startを押す　光が　点灯(連続光)→点滅(断続光)　へ変化する。
> 　　　　　　　　　　　　　　　　　表示されている数字が下降する。
> ④Stopを押す　光が　点滅(断続光)　に見えたと感じたらStopボタンを押して数値を記録する。

図12-2 フリッカーテストの測定手順

場合，週初めと週末に行う場合などが考えられる。

4　結果の整理

①自覚症しらべ

　表に従って，Ⅰ～Ⅴ群の集計を行う。

②フリッカーテスト

　数値(回転数：c/s)[*]が大きいほど，点滅を高いレベルで判別できていることを示している。[*]c/s＝cycles/second＝hertz(Hz：ヘルツ)

■ 参考文献
1) 岡崎光子編：新・栄養指導論，南江堂，東京(2009)
2) 大島正光：疲労の研究，同文書院，東京(1985)
3) 体育科教育研究会編：体育学実験・演習概説，大修館書店，東京(1979)
4) 日本産業衛生学会産業疲労研究会：自覚症しらべ，http://square.umin.ac.jp/of/jikakusyou-sirabe2.pdf(平成26年7月3日現在)

索引

欧文

- α化 ······················ 112
- α化溶液 ···················· 113
- ATPS ······················· 84
- BIA法 ······················· 19
- BMI ························ 30
- BTPS ······················· 85
- Ccr ························ 96
- Cin ··················· 105, 106
- CO_2排泄% ·················· 92
- CO_2排泄量 ·················· 92
- COPD ························ 63
- CT ·························· 30
- DXA法 ······················· 21
- EDTA ························ 10
- GFR ························· 96
- HCO_3^- ··················· 118
- HE染色 ······················ 34
- /HPF ······················· 100
- JARD2001 ····················· 29
- MR-BTB混合試験紙 ············ 100
- O_2換算% ··················· 91
- O_2需要量 ··················· 93
- O_2摂取% ··················· 92
- O_2摂取量 ··················· 92
- O_2負債量 ··················· 93
- OGTT ························· 2
- P波 ························· 67
- p-メチルアミルフェノール還元法
  ··························· 108
- pH ························· 98
- QRS波 ······················· 67
- SPF動物 ····················· 5
- STPD ······················· 85
- STPD換算係数 ············ 85, 91
- T波 ························· 68

あ

- アイントーフェンの三角形理論 ··· 70
- 安楽死処置 ··················· 10

い

- 胃液 ······················· 115
- 移行帯 ······················ 72
- イソフルラン ·················· 7
- 1秒率 ······················· 63
- 1秒量 ······················· 63
- 1回換気量 ··············· 62, 93
- 5つの自由 ···················· 1
- イヌリン・クリアランス ··· 105, 106
- イヤーパンチ ·················· 7
- 医療テレメータ ··············· 76

う

- ウェーバーの法則 ············· 82
- ウエスト・ヒップ比 ··········· 32
- 右室肥大 ···················· 77
- 右房拡大 ···················· 72

え

- エキソペプチダーゼ ·········· 117
- エネルギー効率 ··············· 93
- エネルギー消費量 ············· 93
- 塩 ·························· 99
- 円柱 ························ 99
- エンドペプチダーゼ ·········· 117

お

- 温度計 ······················ 86

か

- 回外 ························ 25
- 外転 ························ 25
- 回転ケージ ···················· 4
- 回内 ························ 25
- 拡張期血圧 ··················· 55
- 下肢長 ······················ 26
- 加水分解 ··················· 112
- 下腿長 ······················ 26
- 感覚点 ······················ 81
- 換気障害のパターン ··········· 63

き

- 期外収縮 ···················· 74
- 機能的残気量 ················· 63
- 脚ブロック ··················· 75
- キャリパー ··················· 20
- 給餌方法 ····················· 3
- 急性疲労 ··················· 121
- 吸入麻酔 ··················· 6, 7
- 狭心症 ······················ 76
- 局所疲労 ··················· 121
- 虚血性心疾患 ················· 66
- 筋肉系 ······················ 39

く

- クリアランス ··············· 105
- クレアチニン ··············· 105
- クレアチニン・クリアランス ··· 96
- クレアチン ················· 105

け

- 血圧 ························ 52
- 血液生化学検査 ················ 2
- 血管系 ······················ 39
- 血漿 ························ 10
- 血清 ························ 10
- 血中電解質異常 ··············· 66

こ

- 健康づくりのための身体活動基準2013・健康づくりのための身体活動指針 ··· 84
- 光学顕微鏡 ··················· 34
- 五感 ························ 78
- 呼気O_2・CO_2濃度分析器 ····· 86
- 5基本味 ····················· 79
- 呼吸器系 ···················· 41
- 呼吸交換比 ··················· 92
- 呼吸数 ······················ 62
- 呼吸中枢 ···················· 63
- 誤差 ························ 23
- 骨格系 ······················ 36
- コンベンショナル動物 ·········· 5

さ

- サーカディアン・リズム ········ 2
- サーミスター ················· 93
- 左室肥大 ···················· 77
- 左房拡大 ···················· 72
- 残気量 ······················ 63
- 酸素脈 ······················ 93
- 三方活栓 ···················· 86

し

- 飼育管理 ····················· 3
- 自覚症しらべの調査票 ········ 122
- 耳眼水平位 ··················· 23
- 時間制限給餌法 ················ 4
- 糸球体濾過量 ················· 96
- 刺激伝導系 ··················· 67
- 事前学習 ····················· 2
- 疾患モデル動物 ················ 1
- 自転車エルゴメーター ········· 46
- 自由給餌法 ··················· 3
- 収縮期血圧 ··················· 55
- 消化器系 ················ 41, 42
- 消極的休養 ················· 123
- 上肢長 ······················ 26
- 静脈 ························ 39
- 上腕長 ······················ 26
- 初尿 ························ 97
- 徐脈性不整脈 ············ 53, 66
- 白ネズミ ····················· 1
- 心筋梗塞 ···················· 76
- 神経系 ······················ 43
- 心室細動 ···················· 76
- 心室頻拍 ···················· 76
- 心臓 ························ 41
- 腎臓 ························ 96
- 心臓肥大 ···················· 66
- 身体計測 ···················· 18
- 身体的疲労 ················· 121
- 人体模型 ············· 34, 口絵1
- 心電図 ······················ 66

深部感覚‥‥‥‥‥‥‥‥‥‥‥ 78
心房細動‥‥‥‥‥‥‥‥‥‥‥ 75

す
推定最大酸素摂取量‥‥‥‥‥‥ 93
スウィムミル‥‥‥‥‥‥‥‥‥ 47
スクリーニング検査‥‥‥‥‥‥ 96
ストレス‥‥‥‥‥‥‥‥‥‥ 120
ストレッサ—‥‥‥‥‥‥‥‥ 120
スパイロメトリー‥‥‥‥‥‥‥ 63
スポット尿‥‥‥‥‥‥‥‥‥‥ 97
3R‥‥‥‥‥‥‥‥‥‥‥‥‥‥ 1

せ
制限給餌法‥‥‥‥‥‥‥‥‥‥ 3
精神的疲労‥‥‥‥‥‥‥‥‥ 121
精製飼料‥‥‥‥‥‥‥‥‥‥‥ 3
生体電気インピーダンス法‥‥‥ 19
生理食塩水‥‥‥‥‥‥‥‥‥‥ 11
積極的休養‥‥‥‥‥‥‥‥‥ 123
セボフルラン‥‥‥‥‥‥‥‥‥ 7
全採血法（全採血）‥‥‥ 2，8，11
全身疲労‥‥‥‥‥‥‥‥‥‥ 121
全身麻酔‥‥‥‥‥‥‥‥‥‥‥ 6
全尿‥‥‥‥‥‥‥‥‥‥‥‥‥ 97
全肺気量‥‥‥‥‥‥‥‥‥‥‥ 63
前腕長‥‥‥‥‥‥‥‥‥‥‥‥ 26

そ
臓器模型‥‥‥‥‥‥‥‥ 34，口絵1
組織標本‥‥‥‥‥‥‥‥ 34，口絵2
粗飼料‥‥‥‥‥‥‥‥‥‥‥‥ 3

た
体温‥‥‥‥‥‥‥‥‥‥‥‥‥ 53
体格指数‥‥‥‥‥‥‥‥‥‥‥ 30
代謝ケージ‥‥‥‥‥‥‥‥‥‥ 4
体性感覚‥‥‥‥‥‥‥‥ 78，81
体成分分析装置‥‥‥‥‥‥‥‥ 21
体組成測定器‥‥‥‥‥‥‥‥‥ 21
大腿長‥‥‥‥‥‥‥‥‥‥‥‥ 26
体表面積‥‥‥‥‥‥‥‥‥‥‥ 33
体表面積の計算‥‥‥‥‥‥‥‥ 33
体密度‥‥‥‥‥‥‥‥‥‥‥‥ 19
唾液‥‥‥‥‥‥‥‥‥‥‥‥ 112
ダグラスバッグ‥‥‥‥‥‥‥‥ 86
ダグラスバッグ法‥‥‥‥‥‥‥ 84
炭酸水素イオン‥‥‥‥‥‥‥ 118
胆汁‥‥‥‥‥‥‥‥‥‥‥‥ 118
胆汁酸‥‥‥‥‥‥‥‥‥‥‥ 118

ち
着色‥‥‥‥‥‥‥‥‥‥‥‥‥ 7
中央値‥‥‥‥‥‥‥‥‥‥‥‥ 23
中間尿‥‥‥‥‥‥‥‥‥‥‥‥ 97
注射麻酔‥‥‥‥‥‥‥‥‥‥‥ 6
ちらつき値‥‥‥‥‥‥‥‥‥ 121

て
定常状態‥‥‥‥‥‥‥‥‥‥‥ 49
ディストレス‥‥‥‥‥‥‥‥ 120
デキストリン‥‥‥‥‥‥‥‥ 112
デジタルフリッカー‥‥‥‥‥ 121
電気軸‥‥‥‥‥‥‥‥‥‥‥‥ 72
電子スパイロメータ‥‥‥‥‥‥ 63
テント状T波‥‥‥‥‥‥‥‥‥ 68

と
動物の愛護及び管理に関する法律‥‥ 1
動脈‥‥‥‥‥‥‥‥‥‥‥‥‥ 39
等量給餌法‥‥‥‥‥‥‥‥‥‥ 4
努力肺活量‥‥‥‥‥‥‥‥‥‥ 63
トルエン‥‥‥‥‥‥‥‥‥‥‥ 97
トレッドミル‥‥‥‥‥‥ 4，47

に
2階段負荷試験‥‥‥‥‥‥‥‥ 48
24時間蓄尿‥‥‥‥‥‥‥‥‥‥ 97
24時間尿比例採集器‥‥‥‥‥ 101
二方活栓‥‥‥‥‥‥‥‥‥‥‥ 86
日本人の新身体計測基準値‥‥‥ 29
尿検査‥‥‥‥‥‥‥‥‥‥‥‥ 96
尿混濁鑑別法‥‥‥‥‥‥‥‥ 102
尿沈渣検査法‥‥‥‥‥‥‥‥ 102
尿量‥‥‥‥‥‥‥‥‥‥‥‥‥ 97

の
ノトバイオート‥‥‥‥‥‥‥‥ 5

は
肺活量‥‥‥‥‥‥‥‥‥‥‥‥ 62
肺循環系‥‥‥‥‥‥‥‥‥‥‥ 39
肺性P波‥‥‥‥‥‥‥‥‥‥‥ 72
排泄閾値‥‥‥‥‥‥‥‥‥‥‥ 96
バイタルサイン‥‥‥‥‥‥‥‥ 52
排尿回数‥‥‥‥‥‥‥‥‥‥‥ 97
ハツカネズミ‥‥‥‥‥‥‥‥‥ 1
発熱‥‥‥‥‥‥‥‥‥‥‥‥‥ 53
パンクレアチン‥‥‥‥‥‥‥ 119

ひ
皮下脂肪厚‥‥‥‥‥‥‥ 19，30
皮下脂肪厚計‥‥‥‥‥‥‥‥‥ 20
皮下脂肪組織‥‥‥‥‥‥‥‥‥ 19
ピクリン酸‥‥‥‥‥‥‥‥‥ 108
膝高‥‥‥‥‥‥‥‥‥‥‥‥‥ 26
比重‥‥‥‥‥‥‥‥‥‥‥‥‥ 99
泌尿器系‥‥‥‥‥‥‥‥‥‥‥ 43
皮膚感覚‥‥‥‥‥‥‥‥‥‥‥ 78
ピペッティング‥‥‥‥‥‥‥‥ 15
肥満度‥‥‥‥‥‥‥‥‥‥‥‥ 31
標準体重‥‥‥‥‥‥‥‥‥‥‥ 31
頻脈性不整脈‥‥‥‥‥‥ 53，66

ふ
フィールド・テスト‥‥‥‥‥‥ 46

不整脈‥‥‥‥‥‥‥‥‥‥‥‥ 66
部分採血法‥‥‥‥‥‥‥‥ 2，8
踏台昇降運動‥‥‥‥‥‥‥‥‥ 47
フリッカーテスト‥‥‥‥‥‥ 123
ブレスバイブレス法‥‥‥‥‥‥ 87
プロテオース‥‥‥‥‥‥‥‥ 115
分光光度計‥‥‥‥‥‥‥‥‥ 107

へ
ペースウォーキング・ランニング‥ 48
ベネディクト反応‥‥‥‥‥‥ 114
ペプトン‥‥‥‥‥‥‥‥‥‥ 115
ヘマトキシリン・エオジン染色‥ 34
弁別閾‥‥‥‥‥‥‥‥‥‥‥‥ 82

ほ
房室ブロック‥‥‥‥‥‥‥‥‥ 75
ホルター心電図‥‥‥‥‥‥‥‥ 66

ま
マイクロピペット‥‥‥‥‥‥‥ 7
マウス‥‥‥‥‥‥‥‥‥‥‥‥ 1
麻酔‥‥‥‥‥‥‥‥‥‥‥‥‥ 6
マスターの2階段負荷試験‥‥‥ 48
マルチン式生体計測器‥‥‥‥‥ 21
マルチン式生体計測法‥‥‥‥‥ 19
マンシェット‥‥‥‥‥‥‥‥‥ 55
慢性疲労‥‥‥‥‥‥‥‥‥‥ 121
慢性閉塞性肺疾患‥‥‥‥‥‥‥ 63

み
味覚‥‥‥‥‥‥‥‥‥‥‥‥‥ 78
脈拍‥‥‥‥‥‥‥‥‥‥‥‥‥ 53

む
無機リン‥‥‥‥‥‥‥‥‥‥ 106
無菌動物‥‥‥‥‥‥‥‥‥‥‥ 5

め
メッツ値‥‥‥‥‥‥‥‥‥‥‥ 93

ゆ
ユウストレス‥‥‥‥‥‥‥‥ 120

よ
ヨウ素デンプン反応‥‥‥‥‥ 114
予測肺活量‥‥‥‥‥‥‥‥‥‥ 62
予備吸気量‥‥‥‥‥‥‥‥‥‥ 62
予備呼気量‥‥‥‥‥‥‥‥‥‥ 62
4基本味‥‥‥‥‥‥‥‥‥‥‥ 79

ら
ラット‥‥‥‥‥‥‥‥‥‥‥‥ 1
ラボラトリー・テスト‥‥‥‥‥ 46

り
理想体重‥‥‥‥‥‥‥‥‥‥‥ 31
リトマスミルク‥‥‥‥‥‥‥ 119

URL　https://daiichi-shuppan.co.jp
上記の弊社ホームページにアクセスしてください。

＊訂正・正誤等の追加情報をご覧いただけます。

＊書籍の内容、お気づきの点、出版案内等に関するお問い合わせは「ご意見・お問い合わせ」専用フォームよりご送信ください。

＊書籍のご注文も承ります。

＊書籍のデザイン、価格等は、予告なく変更される場合がございます。ご了承ください。

解剖生理学実習
かいぼうせい り がくじっしゅう

平成26(2014)年12月25日		初 版 第 1 刷 発 行
令和 5 (2023)年 1 月20日		初 版 第 3 刷 発 行

編 著 者	山　田　哲　雄
発 行 者	井　上　由　香
発 行 所	第 一 出 版 株 式 会 社
	〒102-0073　東京都千代田区九段北2-3-1 増田ビル1階
	電話 (03) 5226-0999　　FAX (03) 5226-0906
印刷・製本	広　研　印　刷

※ 著者の了解により検印は省略
定価は表紙に表示してあります。乱丁・落丁本は、お取替えいたします。

© Yamada,T., 2014

JCOPY ＜(一社) 出版者著作権管理機構 委託出版物＞
本書の無断複写は著作権法上での例外を除き禁じられています。複写される場合は、そのつど事前に、(一社) 出版者著作権管理機構 (電話 03-5244-5088、FAX 03-5244-5089、e-mail: info@jcopy.or.jp) の許諾を得てください。

ISBN978-4-8041-1317-3　C1077

第一出版の本

日本人の食事摂取基準（2020年版）
厚生労働省「日本人の食事摂取基準」策定検討会報告書

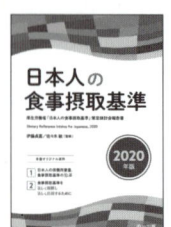

伊藤貞嘉・佐々木 敏 監修

- 健康増進法に規定され、管理栄養士・栄養士にとって必要不可欠な情報源である「日本人の食事摂取基準」の2020年版。
- オリジナル資料「食事摂取基準を正しく理解し正しく活用するために」が一層理解を深めてくれる。

ISBN978-4-8041-1408-8　B5判・560p　定価3,080円（税込）

日本人の食事摂取基準（2020年版）の実践・運用
特定給食施設等における栄養・食事管理　―演習付―

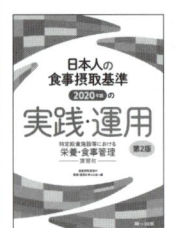

食事摂取基準の実践・運用を考える会 編

- 日本人の食事摂取基準（2020年版）に基づき、現場の管理栄養士・栄養士が対象者に望ましい栄養・食事計画、提供を行うことができるように解説。

ISBN978-4-8041-1444-6　B5判・208p　定価2,310円（税込）

身体診察による栄養アセスメント
症状・身体徴候からみた栄養状態の評価・判定

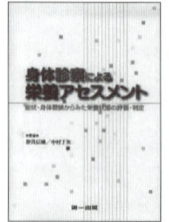

奈良信雄・中村丁次 著

- 食事療法や栄養療法が重要な病態・疾患を中心に、症状や身体徴候をどのように捉えて判断し、栄養アセスメントを進めればよいかを解説。

ISBN978-4-8041-1110-0　B6判・184p　定価2,750円（税込）

図表でわかる 臨床症状・検査異常値のメカニズム

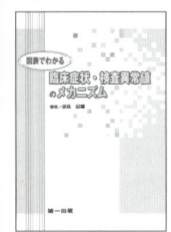

奈良信雄 著

- 臨床症状や検査異常値が現れるメカニズムを、豊富な図表でわかりやすく解説。
- チーム医療や保健指導に役立つ一冊。

ISBN978-4-8041-1458-3　B6判・272p　定価3,080円（税込）

中村丁次が紐解く ジャパン・ニュートリション

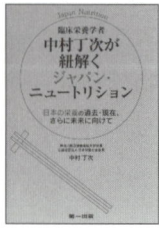

中村丁次 著

- 栄養関係者が誇りと自信を持ち、これから栄養学を学ぼうとする若い世代に勇気と元気をもたらす本。
- 約100年の歴史をもつ日本の栄養政策の後半部分に直接参画した著者が、日本の栄養学、栄養士が歩んだ道筋をたどる。

ISBN978-4-8041-1418-7　B5判・232p　定価2,750円（税込）

めざせ！ 栄養士・管理栄養士 まずはここからナビゲーション

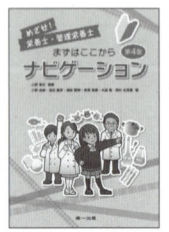

小野章史 編著
小野尚美・浅田憲彦・海陸留美
東保美香・大森 聡・岡村友理香 著

- 入学前、あるいは授業が始まる前に押さえたい基礎知識を楽しく学べるファーストブック。食事バランスガイド、食品成分表の見方と使い方、科学用語などを追加し、さらに内容が充実。

ISBN978-4-8041-1459-0　B5判・136p　定価2,200円（税込）

管理栄養士・栄養士必携　データ資料集

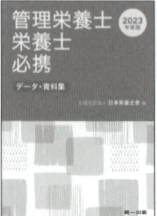

公益社団法人 日本栄養士会 編

- 業務に必要な食事摂取基準、健康・栄養調査、法規などの各種データ等最新の知見を便利なハンドブックにした。管理栄養士・栄養士の皆さんはもとより、養成施設に通う学生にもたいへん便利。
- 毎春改訂し、最新版を発行。

＜2023年度版＞
ISBN978-4-8041-1460-6　四六判・658p　定価2,860円（税込）

日本からみた世界の食文化 －食の多様性を受け入れる－

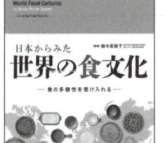

鈴木志保子 編著
大久保朱子・駿藤晶子・飯田綾香 著

- 世界42か国の基本情報をはじめ、駐日大使館への取材で得た食事、食法、マナー、宗教や思想による食べ物や食べ方の制限なども解説。
- 料理を中心に写真も多く掲載し、見て楽しく読みやすい構成。

ISBN978-4-8041-1440-8　B5判・304p　定価3,850円（税込）

お問い合わせ・ご注文は弊社ホームページで
https://daiichi-shuppan.co.jp